菏泽医学专科学校实验系列教材

组织学与胚胎学实验指导

（第 3 版）

主　编　齐云飞　牟英君
副主编　张鸿雁　张菁华　杨　洁
编　者　（按姓名汉语拼音排序）
高　群（菏泽医学专科学校）
霍兴华（菏泽医学专科学校）
刘　佩（菏泽医学专科学校）
牟英君（菏泽医学专科学校）
齐云飞（菏泽医学专科学校）
吴　琪（菏泽医学专科学校）
杨　洁（菏泽医学专科学校）
张鸿雁（菏泽医学专科学校）
张菁华（菏泽医学专科学校）

北京大学医学出版社

ZUZHIXUE YU PEITAIXUE SHIYAN ZHIDAO

图书在版编目（CIP）数据

组织学与胚胎学实验指导/齐云飞，牟英君主编．—3版．—北京：北京大学医学出版社，2016.8（2022.7重印）
菏泽医学专科学校实验系列教材
ISBN 978-7-5659-1437-9

Ⅰ.①组…　Ⅱ.①齐…　②牟…　Ⅲ.①人体组织学-实验-医学院校-教学参考资料　②人体胚胎学-实验-医学院校-教学参考资料　Ⅳ.①R32-33

中国版本图书馆CIP数据核字（2016）第177321号

组织学与胚胎学实验指导（第3版）

主　　编：齐云飞　牟英君
出版发行：北京大学医学出版社
地　　址：（100191）北京市海淀区学院路38号　北京大学医学部院内
电　　话：发行部 010－82802230；图书邮购 010－82802495
网　　址：http://www.pumpress.com.cn
E－mail：booksale@bjmu.edu.cn
印　　刷：北京溢漾印刷有限公司
经　　销：新华书店
责任编辑：韩忠刚　**责任校对**：金彤文　**责任印制**：李　啸
开　　本：787 mm×1092 mm　1/16　**印张**：7.5　**字数**：190千字
版　　次：2016年8月第3版　2022年7月第4次印刷
书　　号：ISBN 978-7-5659-1437-9
定　　价：16.00元

前　言

组织学与胚胎学是一门形态学科，也是高等医学教育中重要的基础课程。实验课是践行理论知识的重要课程，是教学中的重要一环，是理论联系实际，培养学生分析问题、解决问题能力的重要手段。为进一步提高教学质量、解决实验课程中的学习难点，我们修订了这本适应于现代医学基础课实验教学使用的《组织学与胚胎学实验指导》。

本书第 3 版按照国家规划教材及教学大纲的要求编写，共 18 章，突出以下三个特点：

第一，对每一观察标本及示教标本都按肉眼观察—低倍镜观察—高倍镜观察的顺序做了描述，内容丰富，语言精练，条理清楚，重点突出。

第二，每一章的最后是小结部分，对各章的重要内容及临床联系给予概括，形成知识概要；对结构类似、容易混淆的细胞和组织器官，予以列表归纳比较。

第三，本书的编写基于 4 个“有利于”：有利于学生对书本知识的学习，有利于培养学生独立思考问题的能力，有利于培养学生综合分析问题的能力，有利于培养学生解决问题的能力。

本书适合于高等医学院校师生及有关科研人员使用。

由于我们的水平有限，对于书中的不妥之处，恳请同仁和读者不吝赐教，以便再版时修正。

编　者

2016 年 5 月

前言

目　录

第一章　绪　论

第一节　研究技术

组织学与胚胎学的研究技术是利用各型显微镜和不同的实验方法，研究正常机体微细结构与功能之间关系以及胚胎学的一些技术方法。熟悉这些研究技术，对学好组织学与胚胎学将有很大的帮助，为以后科学研究打下良好的基础。本章仅介绍一些常用的研究技术，供学习时参考。

一、一般光学显微镜技术

（一）制片方法的种类

实验教学中所要观察的各种组织标本、所采取的制片方法很多，主要有以下几种。

1. 切片标本　是组织学研究中最为广泛应用的基本方法。根据所用的支持物质不同，切片方法可分为石蜡包埋切片、火棉胶包埋切片和冰冻切片，以石蜡包埋切片最常用。石蜡和火棉胶包埋切片制作中，组织要经取材、固定、脱水、透明、包埋、切片、染色和封固等步骤；冰冻切片则只经过取材、固定、冰冻切片、染色和封固等步骤，通常用于组织化学研究。

2. 铺片标本　将膜状组织结构如大网膜、肠系膜或皮下组织、神经丛等伸展后平铺于载玻片上，经固定、染色和封固等过程而制成的标本。主要用于观察各种结构成分的整体形态和微细结构。

3. 涂片标本　将机体液态的组织成分如血液、骨髓或内脏器官的排出物如精液、阴道脱落细胞等直接涂抹于载玻片上，经固定、染色制成标本，主要用于观察细胞的形态和微细结构。

4. 磨片标本　不经脱钙及切片程序而直接用手工在磨石上磨成薄片，经过染色或不染色，然后封固制成的标本，如骨磨片、牙磨片等。

5. 分离标本　将极小组织块浸入化学药品分离液内，溶去其细胞间质，采用机械分离方法（如振荡、针拨等）使之分离成单个而又完整的细胞，经染色和封固制成的组织标本，如肌纤维、神经元等。

6. 压片标本　组织经化学药物软化、染色、撕碎后，用盖玻片压平于载玻片上所制成的组织标本，如运动终板、肌梭等。

7. 活体标本　指光镜下直接观察活细胞或活组织的形态和运动的标本。如将蛙的口腔黏膜取下放于载玻片上，迅速滴加生理盐水（0.9%NaCl 水溶液）以观察其纤毛运动。其他如精子运动亦可按此方法进行观察。

8. 血管注射标本　将卡红、普鲁士蓝、墨汁等染料加明胶配制成染液注入血管内，然后取材、固定、包埋、切片和封固所制成的组织标本，如肝、肾、肺、小肠等血管注射切片标本，以观察其血管的分布特点。

9. 整体装片标本　将很小的动物或早期胚胎，经固定、染色和封固制成的标本。如鸡胚，可以观察胚体的表面立体形态特征。

（二）制作组织切片的方法与步骤简介

组织标本的各种制片方法在具体操作上虽有所不同，但其一般程序是基本相同的，都需要经过取材、固定、染色和封固等主要步骤。如果是切片标本，则需要增加一个切片步骤。把各种制片方法归纳为切片法和非切片法两大类，将其主要操作程序列表介绍如图 1－1。

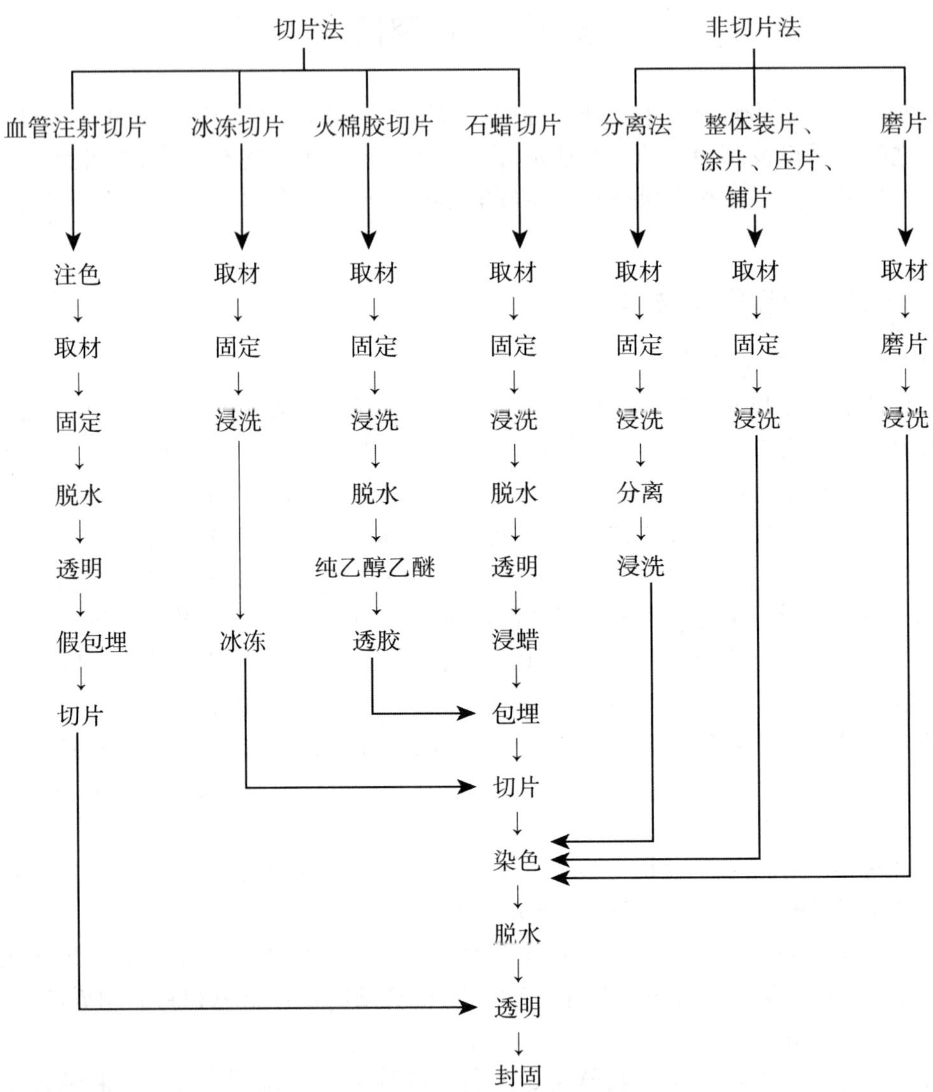

图 1－1　组织切片制作方法

切片法是指用切片刀将已包埋或冰冻的各种组织切成薄片制成组织标本的方法；非切片法则是不用切片刀，经其他手段制成组织标本的方法。后者可使组织结构成分保持原有形状，但会使某些结构产生移位。

（三）几种常用的染色方法

在自然状态下，绝大多数组织是无色透明的，需用相应的方法制成薄片，再经过染色和透明后才能供显微镜观察。组织制片中最常用的方法是石蜡包埋切片，其中苏木精-伊红染色法（hematoxylin-eosin staining，简称 HE 染色法）为最常用的染色法。此外，还有镀银染色法、Wright 染色法、活体染色法等。

二、电子显微镜技术

电子显微镜（简称电镜）是观察细胞和细胞间质超微结构的电子仪器。电镜可分为透射电镜（通常所指的电镜）和扫描电镜。前者是以电子束为光源，经过磁场达到聚焦和放大，将物镜上的影像投射到荧光屏上。后者通过扫描观察细胞、组织或器官的表面立体形状。

三、组织化学与免疫组织化学技术

（一）组织化学技术

组织化学技术（简称组化技术）就是利用化学试剂与组织或细胞内的某些物质如蛋白质、酶、糖原和核酸等发生化学或物理反应，并在反应的原位产生有色物质，然后用显微镜观察，可以对所显示的有色物质进行定位、定性、定量分析研究，将结构与功能密切联系起来。如过碘酸希夫反应（periodic acid Schiff reaction，PAS 反应）就是常用的组织化学技术。

（二）免疫组织化学技术

免疫组织化学技术（简称免疫组化技术）是根据抗原与抗体特异性结合的原理，对组织细胞内含有的酶、激素及其他有抗原性的物质进行定位、定性、定量分析研究。

（三）其他技术

组织学研究技术除了上述方法以外，还有原位杂交术、放射自显影术、图像分析术、细胞培养术和组织工程等，多应用于实验研究之中。

第二节　学习方法

一、组织学学习方法

（一）形态与功能相结合

组织学属微观形态学科。在学习中应注意掌握以形态结构为主、功能为辅的原则。结构是功能的基础，而功能的变化也会影响结构，使其发生改变。例如浆细胞胞质内含有丰富的粗面内质网和高尔基复合体，因此能合成与分泌免疫球蛋白（即抗体）。

（二）理论与实践相结合

理论与实践相结合是学好组织学的又一重要方法。在实验课中要充分利用模型、幻灯投影、多媒体等直观形象来帮助对理论内容的理解和记忆。同时，通过观察组织标本、幻灯片、录像片、多媒体等来辨认各种细胞、组织和器官的形态结构特点，并验证理论内容，以深化对理论知识的理解和掌握。

（三）平面与立体的关系

组织切片标本或各种类型的图像只是该结构的一个平面，不是整体的结构。应注意同一物体不同断面中可显示出不同的结构图像（图 1－2，图 1－3，图 1－4）。因此，学习时要把所观察到的平面形态结构图像与理论知识联系起来，通过综合分析和发挥自己的想象力，建立起对整个器官、组织或细胞的立体概念。

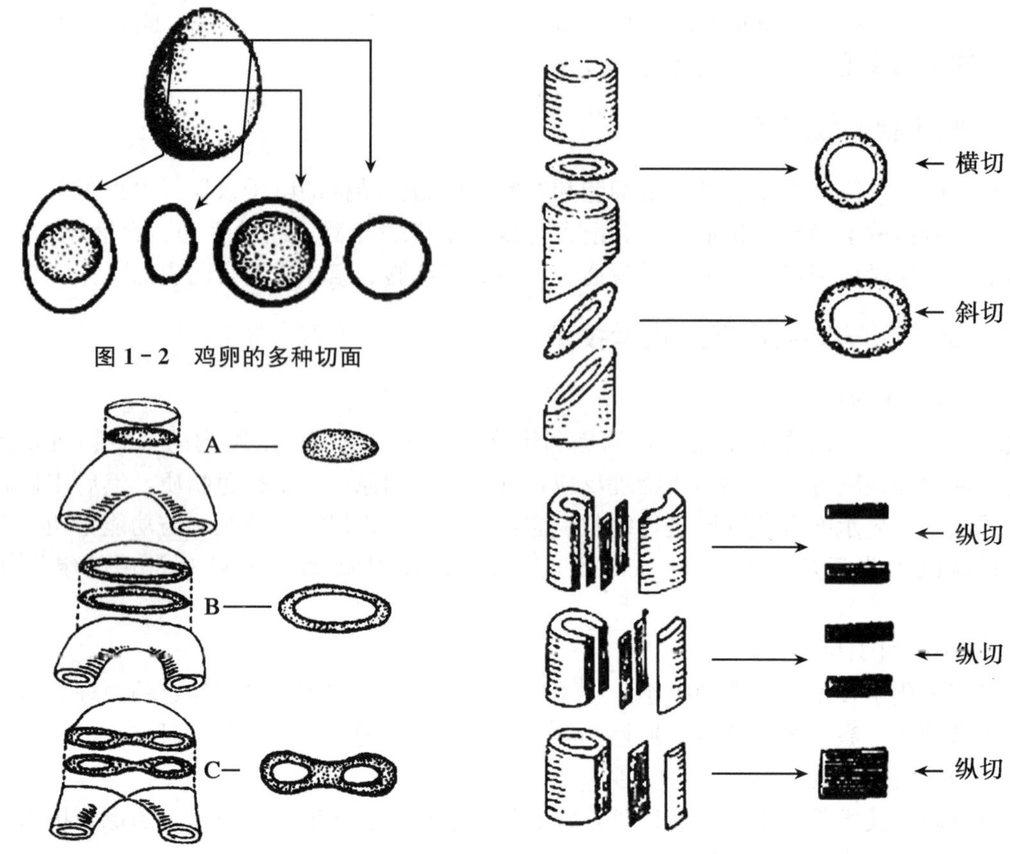

图 1－2　鸡卵的多种切面

图 1－4　弯管形器官的多种切面

图 1－3　直管形器官的多种切面

（四）个性与共性的关系

学习组织学时，要运用综合分析、比较归纳的方法，全面认识相互之间的共性并且抓住各自的个性。如肌组织，肌细胞都是细长形的（共性），根据细胞的形态、细胞核的数目及分布的部位（个性）可以在纵、横切面区别三种肌细胞。

二、胚胎学学习方法

胚胎学教学中，普遍感到老师教之费力，学生学之困难。其实并非如此，只是由于学习内容与组织学不同，学习方法也有差异。因此，学习胚胎学应注意如下几点。

（一）掌握动态变化

胚胎发育是连续的发生发展过程，在发育的各个阶段，胚胎的各部分或各系统都同时发生不同的形态结构变化，而且相互关联，相互依存。因此，在学习时应注意发育的连续性，建立起动态的立体概念。

（二）构思立体概念

学习时应注意时间、空间、结构三者的相互关系。通过观察板图、模型、幻灯片、录像片、多媒体以及胚胎组织标本与大体标本，结合理论内容，充分发挥自己的想象力，建立起人胚各系统发生和附属结构形成中动态变化的立体概念。

（三）抓总论带系统

掌握胚胎学总论内容是学好胚胎学的关键。在此基础上学好各系统器官正常发生的起始与演变过程，对各个器官组织结构的胚层来源和常见的先天性畸形的理解也就迎刃而解了。

三、一般光学显微镜的构造及使用方法

光学显微镜（通常称显微镜或光镜）是组织学实验观察的主要仪器。了解光镜的构造，正确而又熟练地使用光镜是本门学科重要的基本技能训练项目之一。

（一）光镜的结构

光镜结构主要由机械部分和光学部分组成（图 1－5）。

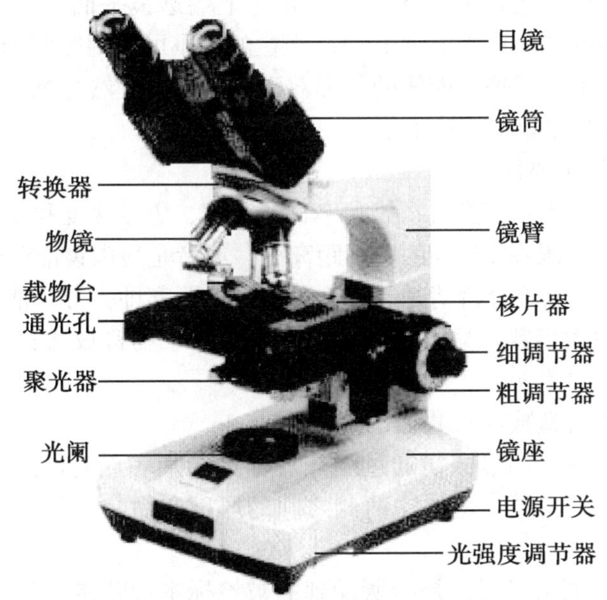

图 1－5　双目斜筒式显微镜结构图

1. 机械部分

具有支持和调节光学部分的作用。主要包括镜座、镜臂、载物台、镜筒、物镜转换器和调焦装置等。

（1）镜座：又称底座，用以稳定和支持显微镜。

（2）镜臂：又称镜架，中部稍弯，供握持显微镜用。

（3）载物台：又称工作台，供放标本的平台，中央有一圆孔，台上有标本夹或标尺移动器。

（4）镜筒：有直立式和倾斜式，又有单镜筒和双镜筒两种。上端装有目镜，下端装物镜转换器和物镜。

（5）物镜转换器：是固定物镜并可旋转安装定位的圆盘，便于更换物镜，以改变物镜的放大倍数。

（6）调焦装置：可升降镜筒或载物台，以调节观察标本的焦点。包括聚焦粗调节器和聚焦细调节器。粗调节器：旋转 1 周，约可使镜筒或载物台升降 10mm，多用于低倍镜观察；聚焦细调节器：旋转 1 周，约可使镜筒或载物台升降 0.1mm，多用于高倍镜观察。

2. 光学部分

主要包括目镜、物镜和聚光镜。

(1) 目镜：即接近眼睛的光学系统部件，连于镜筒的上端，由接目镜和会聚透镜组成。其作用是把物镜放大的实像进一步放大，放大倍数一般为 5 倍、10 倍、16 倍等，常用的为 10 倍。

(2) 物镜：即面对被观察物的成实像的光学系统，装在物镜转换器上，由许多片不同焦距的透镜组成。其作用是把观察的物体作第一次放大，放大率在 10 倍以下为低倍镜，20 倍左右为中倍镜，40 倍左右为高倍镜，90～100 倍为油镜。

(3) 聚光镜：由聚光镜和可变光阑组成，其作用是把光线集中到所要观察的标本上，使光线射入整个物镜。一般聚光镜的聚光点设计在它上端透镜平面的上方约 1.25mm 处，以适应于载玻片的标准厚度（1.11±0.04mm）。光栏的大小可控制照明光线的强弱。

(4) 反光镜：是一个一面平一面凹的圆形双面镜，使用自然光源时用此镜，其作用是改变光源射出光线的方向送至聚光镜中心。

（二）光学显微镜的主要性能

显微镜的主要性能包括分辨能力、放大率、清晰度、焦点深度和镜像亮度等。

1. 分辨能力　是指人眼在 25cm 的明视距离处，或者是显微镜能分辨被检物体细微结构最小间隔的能力。如果两点能分辨清楚，那么这两点的距离即为分辨能力，也叫分辨本领。

2. 放大率　也称放大倍数，显微镜的总放大倍数等于物镜放大倍数和目镜放大倍数的乘积。

3. 清晰度　指显微镜造成明视物像的能力。

4. 焦点深度　即景深，当显微镜通过调焦看标本的某一点时，不仅这一物点，而且它的上下两侧也能看清楚，能看清楚的这两侧之间的厚度叫做焦点景深。物镜的放大倍数越高，焦点深度越小。

5. 显微镜的视场　也叫视野，是指所看到的被检标本的范围。显微镜视野的大小与总放大倍数成反比，即放大倍数越高，视野越小，所看到的标本范围也越小。

6. 工作距离　当显微镜看清标本时，物镜下沿到标本之间的距离叫工作距离。物镜倍数越高，工作距离越小，因此在使用高倍镜和油镜时应特别小心，注意不可压坏物镜或玻片。

（三）显微镜的使用方法

1. 取镜　拿显微镜时要右手握镜臂，左手托镜座，将显微镜轻置于身体左前方，以便右手做记录或绘图。

2. 对光　首先把低倍镜转到镜筒的正下方，与镜筒成一直线，然后升高聚光器，打开光栏，两眼同时睁开，用左眼观察目镜，调节反光镜直到视野内的光线明亮均匀为止，光线较弱时用反光镜的凹面进行采光。聚光器、光栏和反光镜的调节应根据镜检标本内容和光线强弱的具体情况随时调整。

3. 置片　将标本置于载物台上用玻片夹加以固定，把欲观察的组织移至圆孔的中心。注意盖玻片面要向上。

4. 观察

(1) 低倍镜：调节粗调节器，使低倍镜与标本基本相接触，再以左眼观察目镜，而后转动粗调节器，使载物台下降或物镜上升，直到视野内出现模糊图像时改用细调节器，调到物像清晰为止。低倍镜下主要观察组织和器官的基本结构，待确定要详细观察的微细结构时，应将欲观察的结构调至视野中央，再转换到高倍镜下观察。

（2）高倍镜：在低倍镜观察的基础上，旋转物镜转换器，换上高倍镜，然后稍调节细调节器，就可看到清晰的物像。多数组织结构用高倍镜已可辨认，但有时必须使用油镜才能观察到欲观察的结构，把需要观察的部分用移动器移至视野中央。

（3）油镜：高倍镜下看清结构后，把聚光镜的光圈充分开大，并使聚光镜上升，然后在标本所要观察的部位滴一滴香柏油（注意用量不要太多，不要产生气泡，也不要使油滴散开），转动物镜转换器，换上油镜，侧面观察使油镜下端与玻片上的油滴充分接触，然后调节细调节器1～2转，即可看到高度放大的清晰物像。油镜用完后，立即用擦镜纸或脱脂棉蘸少许二甲苯将镜头及玻片上的镜油擦拭干净。

观察标本时，应练习两眼同时睁开，以减少视力疲劳；最好用左眼观察，右眼便于绘图和记录结果。以上对于初学显微镜的同学是必须遵守的操作规程。

（四）光学显微镜主要技术参数

1. 物镜

物镜	系统	数值孔径（NA/μm）	工作距离（mm）
10×	干	0.25	6.3
40×	干	0.65	0.5
100×	油	1.25	0.1

2. 目镜

目镜	焦距（mm）	线视场（mm）
5×	50	Φ20
10×	25	Φ18
16×	15.6	Φ11

3. 目镜与物镜配合的放大倍数

目镜 \ 总放大倍数 \ 物镜	10×	40×	100×
5×	50	200	500
10×	100	400	1000
16×	160	640	1600

四、光镜标本的观察

光镜观察组织标本是组织学实验中的主要内容。由于所观察的组织标本绝大部分是石蜡切片，HE染色制成的，所以常把组织标本统称为组织切片。现把光镜下观察组织标本应注意的几个问题阐述如下。

（一）制片与染色方法

观察前应了解每张组织标本的制片方法和染色方法。因为同一结构应用不同的染色方法，所显示的颜色不相同，而一种染色方法不可能显示标本中细胞或组织的所有结构，必须通过多种相应的染色方法来加以补充和完善（见一般光学显微镜技术）。

（二）切面与立体的关系

理论课总是以全面和立体的观点进行讲解，但在组织切片标本上确是一幅切面图像。例如脊神经节内神经元因切面不同，所观察到的细胞形态结构也不同，然而很难在一个视野中看到全部结构。因此，观察切片时应联系组织结构的切面方向，边移动、边观察、边思考，并联想到切面与立体和整体的关系（图 1－6）。

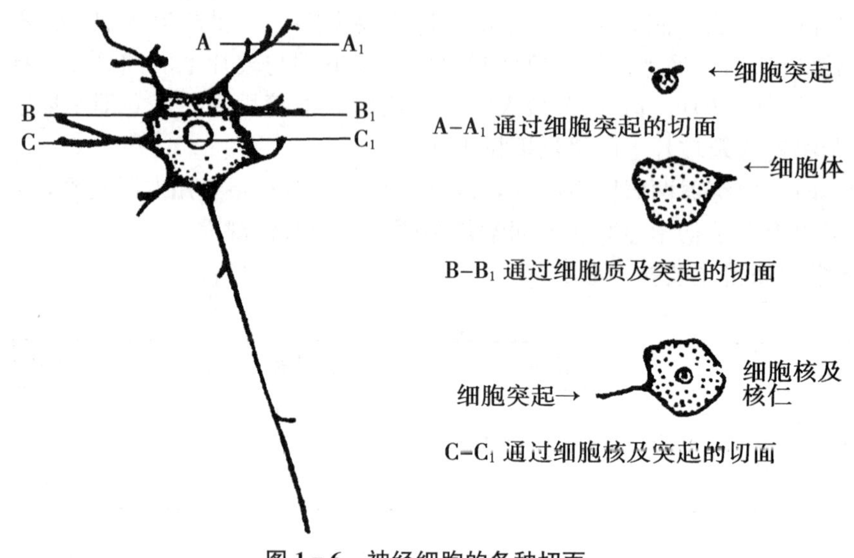

图 1－6　神经细胞的各种切面

（三）全面与重点观察

观察组织切片时应先用肉眼观察一下标本的大致情况，例如切片中标本的数目、实质性器官或中空性器官、皮质与髓质等。然后用低倍镜辨明组织或中空性器官的层次，实质性器官的皮质与髓质或某些结构单位，同时应注意切片的切面方向。接着换高倍镜观察能代表该组织或器官的特征性结构，必要时可更换油镜进行更微细的观察。总之，观察组织标本时，应先以低倍镜观察其全面结构，再用高倍镜着重观察其特征性结构。

（四）循序与对比观察

观察组织切片时要根据组织器官的结构规律而逐步观察。例如观察细胞时，先看细胞的外形、大小、排列规律，再看细胞核的位置、大小、形状、嗜色性及核仁情况，最后看胞质多少、嗜色性、细胞器及胞质内的特殊结构。观察实质性器官则先看被膜，再看皮质和髓质或实质和间质，最后看其特征性微细结构。观察中空性器官则从内向外先辨层次，后看特征性结构，尤其是抓住最内面一层上皮组织的结构特征就能辨别它属于哪个系统、何种器官。但是同一系统内各器官的组织结构有其共性，也有其各自的特殊性。例如消化管壁都有四层结构，但只要抓住各段的结构特点来分析比较，就能把食管至直肠的每个器官一一加以鉴别。因此，观察组织切片时既要循序渐进地全面观察，又要抓住其特殊性进行综合分析比较。

（五）形态与功能联系

在观察切片标本中，同一种器官可因功能状态不同而出现结构上的差异，如甲状腺滤泡上皮有扁平状、立方形或低柱状等形态。同样，观察任何一种细胞、组织或器官的结构时，一定要联想其功能。没有功能的结构是不存在的，有其结构必定有相应的功能。

（六）人工伪像的识别

活细胞或活组织在制片过程中会受到某些因素的影响，如脂肪细胞脂滴被溶后形成空泡；软骨细胞的皱缩现象，组织结构之间的裂隙以及染料残渣、刀痕、气泡等都属于人工伪像，观察时要加以识别。

五、绘图的基本要求

绘图是组织学实验中的一项重要基本技能训练，以培养同学严谨的科学态度，同时在反复认真观察的基础上，通过绘图注字，以加深对所学内容的理解与记忆。

（一）用具

携带红、蓝、黑三种颜色的铅笔和小尺、橡皮、铅笔刀、实验绘图用纸。

（二）要求

1. 科学性　所绘结构和文字说明应当概念清楚，正确无误。

2. 真实性　力求反映镜下所见的真实微细结构，颜色应尽量与其相应。

3. 特征性　图中应突出所观察的细胞、组织或器官的形态结构特征。

4. 艺术性　图面设计、大小比例、颜色深浅、线条粗细等都应合理、适当，要有艺术感。

5. 认真程度　一幅图的质量和认真程度，可以反映同学的学习态度是否端正。

（三）方法

1. 选择结构　用低倍镜或高倍镜全面观察后，找出足以代表该组织或器官的结构特点。

2. 确定画面　选择典型结构后，用尺测量或约略估计画面的大小和位置。

3. 绘图　构思出一大小适当的画面，用笔（注意用相应的彩色笔，如 HE 染色切片，可用蓝色绘胞核，红色绘胞质及胶原纤维）按观察内容的微细结构大小比例与形状绘制。

4. 注字　绘好图后，将各种结构引出标线，用黑色铅笔注字表明内容。标线要平行整齐，注字应规范工整。图下面应注明标本名称、染色方法、放大倍数。

5. 注意顺序　绘图的顺序应视不同的组织或器官而定。描绘细胞时，可从细胞外形、胞核、胞质、细胞间质的顺序进行；如绘上皮组织时，应由一侧顺序进行；当绘空腔性器官时，则由腔内面向外表面的顺序；而绘实质性器官时，则由表面向内部按一定顺序进行。这方面还可根据教师的指导进行。

（四）绘图记录格式（图 1－7）

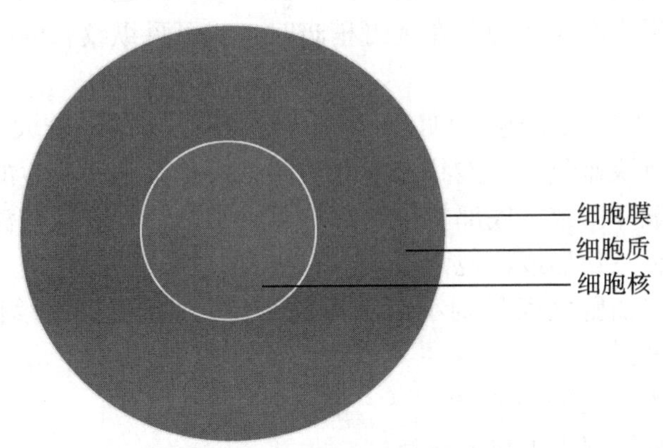

图 1－7　绘图记录格式

1. 名称：细胞；2. 取材；3. 染色：HE；4. 放大倍数：10×40

（齐云飞　吴　琪）

第二章　上皮组织

一、实验目的

1. 掌握上皮组织的一般特点及类型。

2. 掌握被覆上皮的类型、分布及结构特点，上皮组织的特殊结构。

3. 会辨认单层柱状上皮、复层扁平上皮、假复层纤毛柱状上皮、变移上皮和单层立方上皮。

4. 了解腺上皮和外分泌腺的一般结构。

5. 了解上皮组织的再生。

二、标本观察

1. 单层柱状上皮（小肠）

（1）目的：掌握单层柱状上皮的构造。

（2）材料与方法：兔的小肠，Susa 液固定，石蜡切片，HE 染色。

（3）肉眼观察：切片为长条形，上面起伏不平的染成蓝色的是小肠腔面的上皮组织，其余部分染成红色，为小肠壁的其他结构。

（4）低倍镜观察：小肠腔面有许多突起为小肠绒毛，绒毛表面即单层柱状上皮。常见到多层细胞核，似有多层细胞排成复层的状态，其实这是由于单层上皮被切成斜切面的缘故。在柱状上皮细胞之间夹杂一些杯状细胞，胞质顶部分泌颗粒溶解，形成空泡状结构。在上皮细胞的基底面，有染成粉红色的膜状结构，即基膜（basement membrane）。

（5）高倍镜观察

1）柱状细胞：其胞质染成粉红色，细胞核呈长椭圆形，位于细胞的近基底部，核内异染色质颗粒较小，染色较浅。在柱状细胞的游离面，染成红色的厚度均一的膜状结构，是由表层胞质、胞膜特化形成的纹状缘，在视野稍暗时，或可见纵纹状的结构，纹状缘即由电镜下所见的微绒毛所构成。

2）杯状细胞：位于柱状细胞之间，形似高脚酒杯，其顶部较大，圆形，底部较细窄。在顶部圆形部分被染成淡蓝色或空泡状，空泡是因为杯状细胞所产生的分泌颗粒（即黏原颗粒）经制片而被溶解破坏所致。底部较窄的部分可见细胞核，着色较深，常常由于顶部分泌颗粒的挤压而变形，呈三角形或不规则形。

此外，常常在上皮细胞之间见到小而圆形的细胞，胞质甚少，细胞核为圆形，着深蓝色，这是侵入上皮的淋巴细胞。

2. 复层扁平（鳞状）上皮（食管）

（1）目的：掌握复层扁平上皮的构造。

（2）材料与方法：人的食管，Helly 液固定，石蜡切片，HE 染色。

（3）肉眼观察：切片为食管横断面，因食管有数条纵行皱襞而使管腔呈不规则形，近腔面着蓝紫色的即为复层扁平上皮。

（4）低倍镜观察：复层扁平上皮为多层细胞构成，各层细胞的形态不同。与下面结缔组织交界处是基膜，基膜不平整，有许多的结缔组织呈不规则的乳头状突起伸入上皮。

（5）高倍镜观察：自基膜开始，由基底面向游离面观察各层上皮细胞的形态。

1）基底层：位于基膜上的一排细胞，为立方或低柱状，细胞界限不清，细胞核呈椭圆形，此层细胞较幼稚，具有旺盛的分裂增生能力，故可见细胞的有丝分裂象。

2）中间层：在基底层上方有数层多边形的细胞，细胞较大，细胞核呈圆形，位于中央。多边形细胞向表层逐渐变扁呈梭形，胞核也随之变扁染色较深。

3）表层：为位于上皮最表面的数层细胞，细胞形态更为扁平，细胞核呈梭形或扁平形，染色很深。因细胞扁平故名为扁平细胞层，复层扁平上皮各层细胞之间无明显分界。

3. 假复层纤毛柱状上皮（气管）

（1）目的：掌握假复层纤毛柱状上皮的构造和细胞排列特点。

（2）材料与方法：猫的气管，Susa液固定，石蜡切片，HE染色。

（3）肉眼观察：气管横断面呈圆环形结构，腔面的薄层蓝紫色边缘即是假复层纤毛柱状上皮。

（4）低倍镜观察：假复层纤毛柱状上皮的表面和基底面很整齐，但细胞核的高低不一致。

（5）高倍镜观察：分辨假复层纤毛柱状上皮的各种细胞。

1）柱状细胞：是顶端较宽基部较窄的一种高细胞。胞体达到腔面，细胞核较大，呈椭圆形，染色较浅，细胞的表面具有一排微细而整齐的纤毛（cilia），故亦称为纤毛细胞。

2）锥体形细胞：该细胞界限不太清楚，位于上皮基部，胞核较小，呈椭圆形，染色较深。细胞排列整齐且顶端不达腔面。

3）梭形细胞：是两端尖细而中间较粗的细胞，胞质着色较深，细胞核呈窄圆形，位于中央，但由于细胞界限不清，故不易辨认。

4）杯状细胞：在其他上皮细胞之间，其顶端达到上皮表面，形态类似于在单层柱状上皮中的杯状细胞。

4. 变移上皮（膀胱）

（1）目的：掌握变移上皮的构造、细胞形态特征，并能与复层扁平上皮鉴别。

（2）材料与方法：兔的膀胱，Helly液固定，石蜡切片，HE染色。

（3）低倍镜观察：扩张状态的膀胱上皮较平整，层次较少，收缩状态的膀胱上皮不平整，层次较多，但不论扩张状态或是收缩状态，其共同的特点即上皮的表面与基底面都是平行的。例如在收缩状态，上皮表面较为弯曲，其基底面也随着上皮表面作平行之弯曲状，这是与复层扁平上皮的不同点。

（4）高倍镜观察：自基底面到游离面分辨各层细胞的形态。

1）基底层：位于基膜上的一层细胞，胞体较小，呈立方形或低柱状，细胞核圆形，也较小，位于中央。

2）中间层细胞：在基底层上方有一层或数层不规则的多边形细胞，细胞稍大，细胞核圆形，位于中央。在多边形细胞之上，有呈倒置梨状（有时也不一定呈梨状）的细胞，细胞顶部大，向着表层的长方形细胞，并与之相嵌合，细胞核亦为圆形，位于中央。

3）表层细胞：又叫盖细胞，是一层位于表层游离面的细胞，细胞较大，为长方形或立方形，有时可见一个细胞内有两个细胞核，胞质嗜酸性，特别是在游离面的细胞膜下方着色更深，这是细胞质浓缩的现象。

5. 单层立方上皮（甲状腺）

（1）目的：了解单层立方上皮的构造。

（2）材料与方法：狗的甲状腺和甲状旁腺，Helly 液固定，石蜡切片，HE 染色。

（3）肉眼观察：粉红色的大片组织是甲状腺，着紫色的椭圆形组织小块是甲状旁腺。

（4）低倍镜观察：甲状腺实质部分有许多大小不等的滤泡断面，滤泡壁由一层单层立方上皮细胞构成，中间着粉红色的是胶状物。

（5）高倍镜观察：选择一个滤泡进行观察。滤泡周围的基膜不明显，滤泡上皮细胞为立方形或低立方形，细胞核位于中央，呈圆形，着色较深，可见核仁。

三、示教

1. 间皮和内皮

（1）目的：了解单层扁平上皮细胞的形态。

（2）材料与方法：将青蛙胸腔剪开，自心室或大动脉注入蒸馏水，洗净心脏及所有血管中的血液，再注入 10%硝酸银溶液，至充满全部血管，将全部肠系膜连同肠的一段剪下，浸入盛有 10%硝酸银溶液的平皿内，经短时间后将肠系膜及肠以木质细针固定在软木片上，放在阳光下照射至肠系膜变成深棕色，再将其剪成小块，制成铺片。因银沉淀在细胞间质处，故只能显示细胞外部轮廓，而不能分辨内部结构。

（3）肉眼观察：在膜状铺片上着色不均，肠系膜为着色浅的部分，其中的血管则呈深棕色，为粗细不等纵横交织的纹理状。

（4）低倍镜观察：血管有许多分支，选择最小的血管观察。小血管的构造简单，管壁很薄，光线容易通过，银沉淀完全，故能清楚地观察到内皮的形态。在血管之间还可以观察到肠系膜的间皮（mesothelium）细胞的外形。

（5）高倍镜观察：①肠系膜的间皮细胞外形呈不规则的、大小相近的多边形，细胞界限呈黑色波浪状条纹。若稍稍调节显微镜细调节螺旋时，在不同的平面上还可见到与前面叙述完全相同的另一层间皮细胞，这是因为肠系膜的两面都被覆有间皮所致；②小血管内皮（endothelium）细胞外形呈梭状，细胞长轴与血管长轴一致，内皮细胞的胞体比间皮细胞小，其细胞界限呈明显的锯齿形黑线。

2. 小肠上皮的 PAS 反应

（1）目的：了解小肠上皮的基膜、纹状缘和杯状细胞的 PAS 反应。

（2）材料与方法：利用组织化学的过碘酸希夫反应（PAS）显示，以甲基绿复染细胞核。过碘酸是一种氧化剂，它能使多糖、黏多糖类物质内含有的 1,2-乙二醇基（CHOH—CHOH—）氧化产生二醛（CHO—CHO），二醛能与希夫试剂内的无色品红相结合，形成紫红色的沉淀。因此，凡含有 1,2-乙二醇基的物质均能显示出阳性反应。

（3）低倍镜观察：在小肠的腔面有许多指状突起，即小肠绒毛，选择一个完整的绒毛用高倍镜观察。

（4）高倍镜观察：

1）基膜：位于上皮细胞的基底面与结缔组织交界处，染成浅紫红色，为厚度均匀的薄膜，PAS 阳性反应。

2）纹状缘：被覆在绒毛柱状上皮细胞的表面，呈紫红色，是均匀一致的膜状结构（为什么?)。

3）杯状细胞：单层柱状上皮的杯状细胞，顶部含有大量黏原颗粒，PAS 阳性反应，呈紫红色，可见不规则形或三角形细胞核被甲基绿所染，呈蓝绿色。

四、小结

1. 上皮组织知识概要

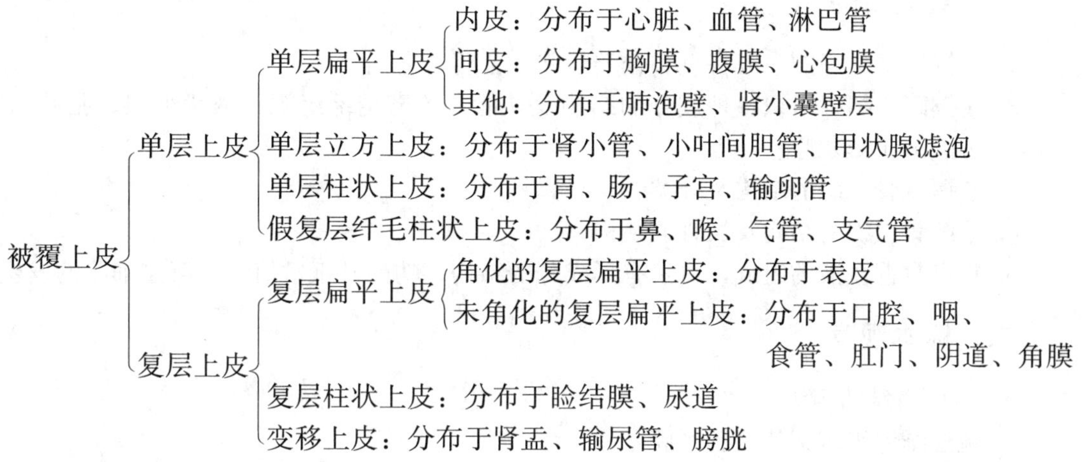

2. 细胞表面的特化结构

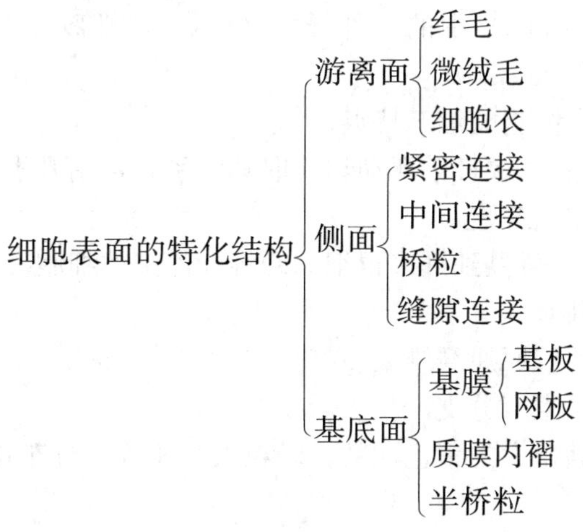

（刘　佩　吴　琪）

第三章　结缔组织

一、实验目的

1. 掌握结缔组织的一般特点和分类，并学会辨认它们。

2. 掌握疏松结缔组织各种成分的结构及功能，致密结缔组织、网状组织、脂肪组织的结构特点、分布及功能。

3. 掌握软骨组织的结构及分类。

4. 了解骨组织的结构及长骨的结构。

5. 重点掌握血液的组成，血液有形成分的结构、功能及正常值，了解血细胞的发生。

二、标本观察

（一）固有结缔组织

1. 疏松结缔组织铺片（肠系膜）

（1）目的

1）掌握疏松结缔组织（loose connective tissue）中的三种纤维（fiber），即胶原纤维、弹性纤维和网状纤维的形态。

2）掌握两种细胞成分——巨噬细胞和肥大细胞的形态特点。

（2）材料与方法：将台盼蓝注入大鼠的腹腔，次日杀死动物，取其肠系膜，用升汞纯乙醇饱和液——Susa-Ⅱ液固定，偶氮焰红和醛品红染色。

（3）低倍镜观察：选择肠系膜较薄的地方，可见到许多很细的纤维和深染的细胞。

（4）高倍镜观察：分辨三种纤维和两种细胞。

1）胶原纤维：染成粉红色，聚合成粗大的胶原原纤维束，有分支。

2）弹性纤维：染成紫色，比胶原纤维细，也有分支。

3）肥大细胞：圆形或卵圆形，胞质中充满粗大的紫色颗粒，颗粒大小相等，分布均匀。细胞核处呈粉红色。

4）巨噬细胞（macrophage）：不规则形，也有圆形或卵圆形，胞质内含有大小不等、分布不均的蓝色颗粒（思考：是细胞内原有的颗粒吗?），细胞核处呈粉红色。

2. 疏松结缔组织切片（胃底）

（1）目的：掌握疏松结缔组织切片的形态，为将来观察标本打基础。

（2）材料与方法：人胃底部，Helly 液固定，石蜡切片，HE 染色。

（3）低倍镜观察：在大片红色的肌层与黏膜肌层之间找到较疏松的粉红色区域，此层即为疏松结缔组织。大部分为红色条块，断面有横、斜、纵各方向（思考：这说明什么?），这就是胶原纤维。在胶原纤维之间夹杂有弹性纤维，二者不易区分。在纤维间有分散分布的纤维细胞（fibrocyte）的细胞核。

（4）高倍镜观察：纤维排列松散，方向不一。纤维细胞核大部分为梭形或椭圆形，染色深，其周围的细胞质不易辨认。

3. 脂肪组织（指皮）

（1）目的：了解脂肪组织（adipose tissue）的构造。

（2）材料与方法：人的指皮，Susa液固定，石蜡切片，HE染色。

（3）肉眼观察：标本上染为红色和紫蓝色的弯曲边缘是指皮的表皮，其下方色浅部分即为所要观察的皮下脂肪组织。

（4）低倍镜观察：脂肪组织被疏松结缔组织分隔成许多小叶，小叶内有成团的脂肪细胞。在制片过程中，由于脂肪细胞内的脂滴被乙醇二甲苯溶去，故细胞呈空泡状。在结缔组织内还有血管、神经断面。

（5）高倍镜观察

1）脂肪细胞（fat cell）：因排列紧密而呈椭圆形或多边形。胞质内含有一大空泡，为制作标本时被溶去的脂滴的部位。细胞核椭圆形，着色较浅，被脂滴挤到细胞的边缘。胞质少，着浅粉红色，被挤在细胞核周围呈新月形。

2）结缔组织中的纤维细胞：只见胞核，呈梭形，较脂肪细胞核染色为深。

4. 网状组织（淋巴结）

（1）目的：掌握网状组织的结构。

（2）材料与方法：兔的淋巴结，Helly液固定，石蜡切片，HE染色。

（3）肉眼观察：淋巴结为椭圆形器官，外面包有染成粉红色的薄层结缔组织被膜，被膜下和淋巴结中染色浅的部位都是淋巴结内的淋巴窦，淋巴窦内即可观察网状组织。

（4）低倍镜观察：找到疏松而染色浅的部位（淋巴窦），换高倍镜观察。

（5）高倍镜观察：分辨网状组织内的三种细胞。

1）网状细胞：星状多突起，细胞质着浅粉红色，细胞核呈圆形或卵圆形，位于细胞中央，染色较浅，含明显的核仁。

2）淋巴细胞：胞体很小，呈圆形，细胞核圆且着色深。胞质甚少，几乎不易看出。

3）巨噬细胞：胞体较大，圆形或椭圆形，细胞核圆形，着色较深。胞质嗜酸性，其内有时可见所吞噬的异物或细胞碎块。

（二）软骨组织

透明软骨（气管）

（1）目的：掌握透明软骨的构造。

（2）材料与方法：人或猫的气管，Helly液固定，横断石蜡切片，HE染色。

（3）肉眼观察：气管的横切面为环状，其中有蓝色的C形环即透明软骨。

（4）低倍镜观察：找到气管内染成蓝色的透明软骨。

1）软骨膜：为包在软骨周围的致密结缔组织。软骨膜由大量胶原纤维构成，分内外两层，外层纤维多，细胞少，内层则纤维少，细胞多。

2）透明软骨

A. 基质（ground substance）：着色蓝红不一，这是由于基质内所含硫酸软骨素多少不同所致。硫酸软骨素嗜碱性，含量越多，嗜碱性越强，染蓝色越深；含量越少，染蓝色越浅，甚至为嗜酸性，染粉红色。

B. 软骨细胞（chondrocyte）：位于软骨陷窝内。软骨细胞的形态和排列与软骨（cartilage）的发育方式有关。靠近软骨膜（perichondrium）的细胞，呈扁椭圆形，多平行于软骨膜表面而排列，并单个存在，这是由软骨膜内层细胞分化来的软骨细胞。在软骨深部，可见细胞呈圆形或椭圆形，体积大，成组排列，每组有数个细胞，称同源细胞群，这是软骨细胞分裂的结果。

C. 软骨囊：为包绕软骨细胞周围的新生软骨基质，嗜碱性较强，切片中所见多呈环形。

（5）高倍镜观察：软骨周边部的软骨细胞呈扁椭圆形，软骨深部的软骨细胞一般呈圆形或椭圆形。细胞中央有圆形的细胞核。细胞质微嗜碱性，其中常见到一两个空泡，这是被溶解的脂滴或糖原所在的部位。生活状态时，软骨细胞充满整个软骨陷窝，在制片过程中，细胞收缩，故在标本中常见细胞与软骨囊之间有裂隙，而显示软骨陷窝的部分边界。

（三）骨组织

1. 骨干磨片横断面

（1）目的：通过观察长骨磨片，了解骨组织和长骨的构造。该标本无软组织。

（2）材料与方法：取人长骨的骨干部位，锯成横断薄片，徒手在磨石上磨至透明为止，然后用大力紫填染，树胶封固。

（3）肉眼观察：标本外形近似侧置的梯形，梯形底部（宽侧）相当于骨的外表面，顶部（窄侧）相当于骨髓腔面。

（4）低倍镜观察

1）外环骨板：位于骨外表面，为与骨外表面平行排列的数层骨板，骨板间有骨陷窝，为紫色染料所充满。

2）内环骨板：位于骨髓腔的表面，顺腔面排列的骨板不太规则，有时内环骨板已被磨掉，而不能见到。

3）骨单位：位于内、外环骨板之间，为多层同心圆排列的圆筒形骨板，又称哈弗斯骨板。骨板间有骨陷窝，骨单位的中央是中央管，两骨单位之间常见有穿通管相连。中央管、穿通管和骨陷窝均由紫色染料所充填而显见。

4）间骨板：位于骨单位之间，为陈旧的骨单位或环骨板被吸收后的残余部分。

（5）高倍镜观察：①骨陷窝：为骨细胞体所在的部位，顺着骨板排列，呈长圆形，内充满紫色染料；②骨小管：是与骨陷窝相连的许多辐射状小管，为骨细胞突起所在的部位，其中也充填着紫色染料。注意骨小管彼此之间的关系（思考：这种关系与功能有什么联系？）。

2. 长骨的形成（婴儿手指）

（1）目的：了解长骨形成的过程。

（2）材料与方法：初生婴儿尸体的手指，Susa 液固定，稀硝酸或盐酸溶液脱钙，纵断火棉胶切片，HE 染色。

（3）肉眼观察：手的表面被覆皮肤，其内部有三块指骨，均处于成骨过程中。仔细观察，每块指骨的两端着色浅呈淡蓝色，中间部分着色较深为红色，深浅色交界处正是成骨过程进行的部位。深色部分是已形成的骨组织及骨髓，浅蓝色的部分是软骨组织。

（4）低倍镜观察：适当选择一块指骨，由软骨一端开始观察，逐渐向中间部分移动，观察到接近中间的骨组织部分为止。可以看到以下几个部分：①软骨区：在最接近关节面的部分，软骨细胞的形态由表层到深层的顺序是：扁平形、梭形、椭圆形、圆形，一直到三五成群的同源细胞群。基质微嗜酸性。②软骨细胞增殖区：此区范围大小由增生情况而定。软骨细胞多沿指骨长轴纵行排列，增生的软骨细胞呈扁平状，细胞长径垂直于骨的长轴，成熟软骨细胞体积稍大，变成立方形。③软骨组织钙化区：正常情况下此区范围较窄，细胞体积更大，胞质呈空泡状，或细胞退化而软骨陷窝呈空洞状。纵行软骨细胞间的基质较窄，有钙盐沉积，染成蓝色。④成骨区：在蓝色纵行的残余软骨表面，被覆着薄层红色的新生骨组织。此种骨组织犬牙交错地伸向骨髓腔，在其间分布着不规则的小腔即为原发骨髓腔。⑤骨髓腔：为贯通骨干中段的大腔，其中充满骨髓组织。在骨髓腔的两侧（相当骨干部）可见较厚的骨组织，亦染成红色，是骨领的部分。在骨领的外面，可见一层较厚的致密结缔组织，是骨外膜（思考：骨外膜分几层？结构如何?）。观察到此，已可对长骨形成的过程有初步的认识。

按以上观察顺序所见到的几个区，可以显示长骨的骨化过程，这样就可以理解长骨形成的全部过程。最靠近关节面处，没有明显改变的软骨，其次是软骨细胞的增生，然后是软骨细胞的肥大，排列成行，基质减少并且钙化，最后是软骨被破坏吸收，骨组织形成。如果把这几个区连贯起来，可以看做是同一部位在不同时期内一系列的改变。

（5）高倍镜观察：分辨成骨细胞和破骨细胞。

1）成骨细胞：位于成骨区某些骨组织的表面，排列很整齐，如上皮一样。胞核椭圆形，胞质强嗜碱性，染成蓝紫色。

2）破骨细胞：位于成骨区某些组织的表面，细胞体特别大，有数个细胞核，胞质嗜酸性，染成红色。

（四）血液的组成

人血涂片

（1）目的：掌握末梢血液有形成分的形态与机能，并能辨认各种成熟血细胞。

（2）材料与方法：取人末梢血（刺破耳垂或指端）1 滴，置于一洁净载玻片上，用另一载玻片以 45°角将血液推成厚薄均匀之涂片。干燥后，用瑞氏（Wright's）染液数滴加于血膜上，作用 2～4min，再加等量的缓冲液，作用 4～6min，然后用水缓缓冲洗，干燥后即可用显微镜观察或以树胶封固后观察。

注：瑞氏染液所含成分为亚甲蓝、伊红、甲醇。

（3）低倍镜观察：选择细胞均匀的部位。

（4）高倍镜观察：辨认红细胞、白细胞及血小板。①红细胞（erythrocyte）：外形为双凹圆盘状，边缘的染色较中央深，直径为 7～8μm；②白细胞（leukocyte）：白细胞分类计数：在血膜体部，以“凹”式移动血片，计算 100 个白细胞并加以分类，最后计算各种白细胞的百分比，并记在下表的实测值中。③血小板（blood platelet）：是不规则形的细胞质小体。在血小板中央有小的嗜碱性、染成紫色的颗粒。血小板常聚集在一起，成团分布在血细胞之间。

细胞名称		外形	直径（μm）	胞核			胞质			正常值	
				核形	染色质	核仁	特殊颗粒	嗜天青颗粒	嗜色性	标准值	实测值
有粒白细胞	中性粒细胞	圆	10～12	杆状或分叶	致密深染	无	细小、均匀、粉紫色显中性	不易辨认	微嗜酸性	杆状核 0.03～0.05 分叶核 0.50～0.70	
	嗜酸性粒细胞	圆	10～15	多为2叶	紫色	无	粗大、均匀、红染、显嗜酸性	不易辨认	微嗜酸性	0.005～0.05	
	嗜碱性粒细胞	圆	10～12	S形或不规则形	较浅	无	粗大、大小不等、显紫色、有的盖在核上	不易辨认	微嗜酸性，被颗粒遮掩	0～0.01	
无粒白细胞	单核细胞	圆或卵圆	14～20	卵圆形、肾形、马蹄形或S形	疏松浅染	无	无	众多细小紫色颗粒，呈现分散分布	微嗜碱性灰蓝色	0.03～0.08	
	淋巴细胞	圆或卵圆	6～15	圆或卵圆，有深凹痕	深紫色	无	无	可见	微嗜碱性天蓝色	0.20～0.40	

三、示教

1. 淋巴结的网状纤维

（1）目的：了解网状纤维（reticular fiber）的形态。

（2）材料与方法：动物的淋巴结，Foot镀银染色。

（3）低倍镜观察：细胞质不着色，细胞核呈灰白色，网状纤维是较细的纤维，呈黑色，分支交织成网。

2. 成纤维细胞（肉芽组织）

（1）目的：了解肉芽组织内成纤维细胞（fibroblast）的形态。

（2）材料与方法：家兔皮肤造成创伤后，在伤口愈合过程中取材，Susa液固定，HE染色。

（3）低倍镜观察：可见新生的结缔组织（肉芽组织）内成纤维细胞密集排列，并可见许多新生毛细血管。

（4）高倍镜观察：成纤维细胞呈梭形或多突起，胞核椭圆形，大而染色浅，位于细胞中部，核仁明显，胞质嗜碱性强，染成蓝紫色。

3. 浆细胞

（1）目的：了解浆细胞（plasma cell）的形态结构。

（2）材料与方法：人乳腺或大鼠淋巴结一小块，Susa液固定，石蜡切片，HE染色。

（3）低倍镜观察：找到浆细胞较密集的部位。

（4）高倍镜观察：胞体圆形或卵圆形。胞质嗜碱性强，染成紫蓝色。在核的一侧，有染色浅的透明区，是高尔基复合体的所在部位，为浆细胞特点之一。胞核大多偏居一侧，圆形，染色质粗且密集，排列成车轮状，中央可见核仁。

4. 致密结缔组织（肌腱）

（1）目的：以肌腱为例了解致密结缔组织（dense connective tissue）的构造，重点观察纤维和细胞的排列。

（2）材料与方法：动物的肌腱，Susa液固定，石蜡或火棉胶切片，HE染色。

（3）肉眼观察：此标本为同一组织的不同断面，长条形是肌腱的纵断面，圆形是肌腱的横断面。

（4）低倍镜观察肌腱的纵断面：肌腱外面包被着疏松结缔组织，称腱外膜。腱细胞染色较深，且成行排列。胶原纤维束很多，位于腱细胞之间，着粉红色，呈平行排列。

（5）高倍镜观察肌腱的纵断面：①腱细胞：纵切面呈长梭形，中央有着色较深的椭圆形细胞核。细胞质较少，常在核的两端，被挤成窄条状；②胶原纤维：位于腱细胞之间，数量很多，被染成粉红色，且均匀一致，由于制片关系，不能分辨胶原纤维的结构。

（6）低倍镜观察肌腱的横断面：①腱外膜：在最外面，由疏松结缔组织构成，内含血管和神经。②腱束膜和腱束：腱外膜的组织呈细索状向腱内伸入而成腱束膜，腱束膜把肌腱分隔成大小不等的腱束。在固定时，组织收缩，故腱束之间常显狭窄的空白裂隙。③腱细胞和胶原纤维：位于腱束内，用高倍镜观察其结构。

（7）高倍镜观察肌腱的横断面：①腱细胞：横切面呈星形，着深蓝色，可见伸出数个突起，有时能见突起彼此联合。②胶原纤维：着粉红色，被数个腱细胞所包围。

联系纵横断面得知，胶原纤维束紧密排列，其间嵌有细长的具有薄片状突起的腱细胞。

5. 脱钙骨

（1）目的：①了解骨组织的有机成分，即细胞和纤维；②通过骨干磨片和脱钙骨的观察，理解骨组织的构造。

（2）材料与方法：小块长骨，Susa液固定，5%～10%硝酸浸泡除去骨盐，纵横火棉胶切片，HE染色。

（3）肉眼观察：长形的是骨的纵切面，小块是横切面。

（4）低倍镜观察横切面

1）骨膜：骨外膜较厚，位于骨表面，由致密结缔组织构成。骨内膜较薄，位于骨髓腔面。

2）外环骨板：在骨外膜下面，平行于骨表面排列，骨板内或骨板间有骨陷窝，其内容为骨细胞。穿通管横穿外环骨板。

3）骨单位：位于外环骨板以内，骨单位的骨板呈同心圆排列，中央有中央管。

4）间骨板：不完整的骨单位，没有中央管。

5）内环骨板：在骨内膜外侧，沿骨髓腔面排列，不完整。

6）骨髓：为骨髓腔内的造血组织，仅残留少量。

（5）高倍镜观察横切面：①骨外膜：骨外膜分两层，外层纤维较多，细胞较少，内层则细胞多，纤维少；②骨单位：骨板内着色较红的是环形的胶原纤维，环形纤维之间着色较浅的是纵行胶原纤维。骨细胞在骨陷窝内，胞体椭圆形，胞核染色深，由胞体伸出许多细突，呈放射状排列，中央管内有血管、神经等。

（6）低倍镜观察纵切面：主要观察中央管及周围骨板的排列方向。

6. 项韧带

（1）目的：了解项韧带致密结缔组织（或称弹性结缔组织）的构造。

（2）材料与方法：动物项韧带，Susa 液固定，纵、横石蜡切片，Van Gieson 染色（苏木精、苦味酸和酸性品红）。

（3）肉眼观察：切片上有两块组织，一块为项韧带的纵断面，一块为横断面。

（4）低倍镜观察纵断面：项韧带的最外面有疏松结缔组织，里面是粗大成条状的黄色弹性纤维，纤维之间有染成粉红色的胶原纤维和染成蓝色的纤维细胞核。

（5）高倍镜观察纵断面：弹性纤维分支交织成网，弹性纤维网之间或弹性纤维的一侧有纤维细胞，但只见到蓝色的细胞核。

（6）低倍镜观察横断面：外面有疏松结缔组织，里面有很多弹性纤维横断面，弹性纤维之间有胶原纤维和纤维细胞。在较厚的疏松结缔组织分隔内有时可见血管的横断面。

（7）高倍镜观察横断面：弹性纤维的横断面呈圆形或多边形，为均匀一致的小区。弹性纤维间有胶原纤维和纤维细胞核。

7. 弹性软骨

（1）目的：了解弹性软骨的构造。

（2）材料与方法：人耳郭，Helly 液固定，纵断石蜡切片，地衣红（Orcein）染色。

（3）低倍镜观察：耳郭表面被覆皮肤，皮肤深处有切成长条的弹性软骨，换高倍镜观察弹性软骨。

（4）高倍镜观察：注意本片只染弹性纤维，软骨细胞核及胞质未被染色，故细胞呈空白状。弹性纤维着深棕色，分布在色浅的基质中。在切片上，弹性纤维呈条状，还有的交织成网。

8. 网织红细胞

（1）目的：了解正常血液中的网织红细胞。

（2）材料与方法：取人或动物鲜血一滴，滴在预先做好的煌焦油蓝色膜上（干净载玻片滴上煌焦油蓝，待染料干后即可用），与染料混合后推成血膜，血膜干后用瑞氏染液复染。

（3）显微镜观察：低倍镜可见细胞呈粉红色，寻找胞质稍多、其内有深蓝色网状结构的红细胞，即网织红细胞。移至视野中心，更换高倍镜或油镜观察，可见网织红细胞内有清楚的深蓝色网或一团小点。注意鼠、兔的网织红细胞比人多，若标本是鼠，则很容易找到网织红细胞。

9. 新鲜人血活体染色标本

（1）目的：认识自然形态下血细胞的体积、形态和结构，鉴别红细胞和白细胞。

（2）材料和方法：每人领取一张已涂好活体染料的载玻片和一张盖玻片。75％乙醇消毒指腹一侧，采血针刺破，用棉花小心擦去第一滴血，将洁净的盖玻片与血滴接触，立即将盖玻片上的血对向载玻片的染料面盖好，并用凡士林将盖玻片的边缘封固，以免血液干燥。

(3) 低倍镜观察：选择血膜较薄的地方换高倍镜观察。

(4) 高倍镜观察：分辨红细胞和白细胞。①红细胞：单个红细胞呈草绿色，平面看是圆形，中央颜色较周围浅，侧面看是双凹形，有时多个排列在一起呈缗钱状；②白细胞：是发亮且较大的细胞，10min后，粒细胞的胞质中出现被中性红（neutral red）染成红色的颗粒，是中性红体，被詹纳斯绿（Janus green）染成绿色的颗粒是线粒体。

注：此载玻片表面油污已用洗液洗掉，涂上的染料已干，在载玻片上形成一层极薄的色膜。染料的配法是：

1%中性红饱和水溶液	3.0ml
无水乙醇	10.0ml
詹纳斯绿饱和水溶液	0.4ml

10. 膜内成骨

(1) 目的：了解膜内成骨的过程以及成骨细胞和破骨细胞的形态结构及位置。

(2) 材料与方法：三四个月胎儿之顶骨，石蜡切片，HE染色。

(3) 低倍镜观察

1) 骨膜：在标本两侧，为致密结缔组织。

2) 新生骨片：为大小不等、形态不一、着色较红的小块骨片，骨片之间有疏松结缔组织和血管。

(4) 高倍镜观察：选择一块骨片观察

1) 成骨细胞（osteoblast）：位于骨片边缘，排列成行，细胞呈低柱状或扁平状，胞核椭圆形，胞质强嗜碱性。

2) 破骨细胞：（osteoclast）：位于新生骨片的边缘，细胞呈不规则形，内有多个细胞核，胞质强嗜酸性。因制片过程中细胞收缩离开骨面，故偶尔可见有皱褶缘。

四、小结

1. 结缔组织知识概要

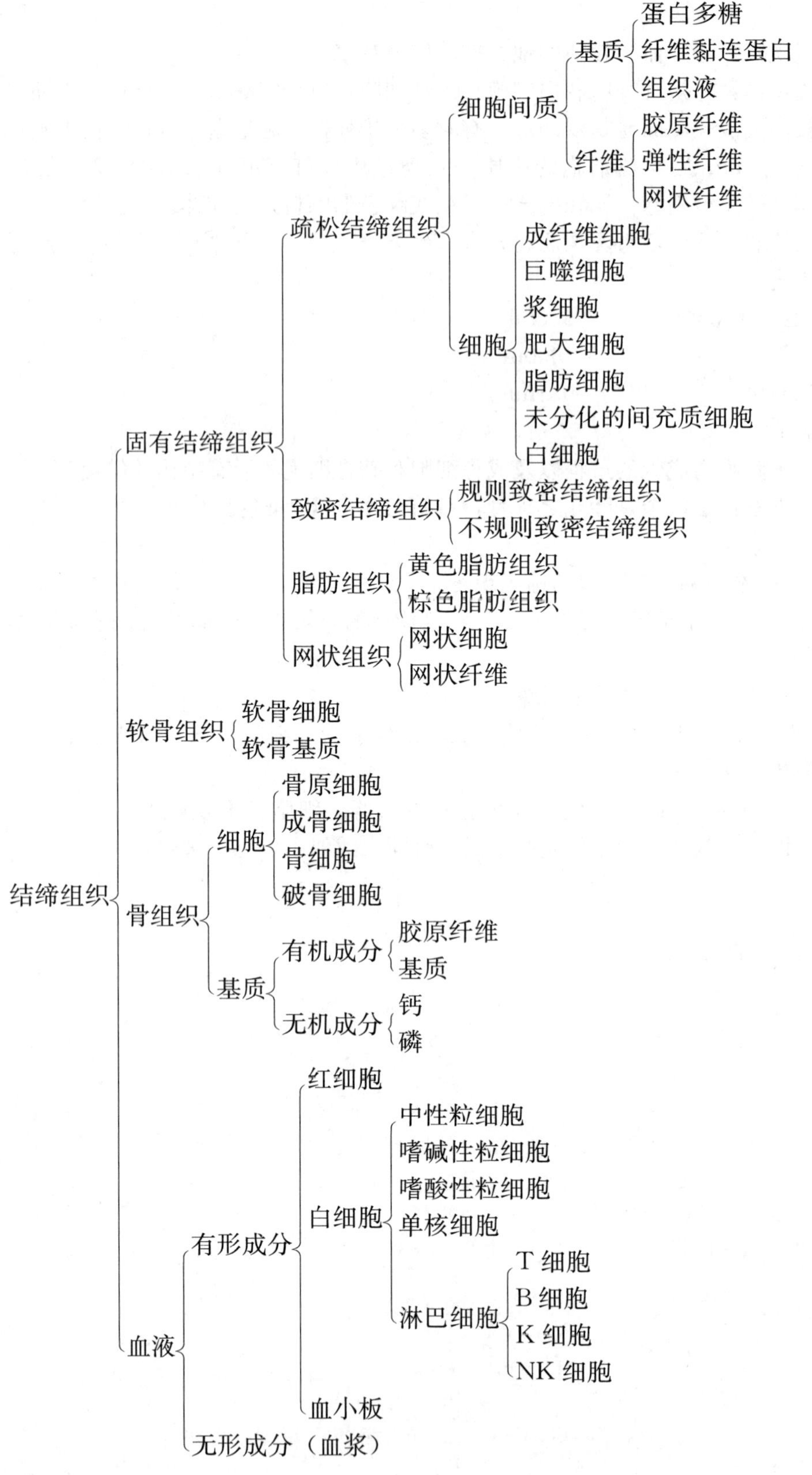
结缔组织
固有结缔组织
疏松结缔组织
细胞间质
基质
蛋白多糖
纤维黏连蛋白
组织液
纤维
胶原纤维
弹性纤维
网状纤维
细胞
成纤维细胞
巨噬细胞
浆细胞
肥大细胞
脂肪细胞
未分化的间充质细胞
白细胞
致密结缔组织
规则致密结缔组织
不规则致密结缔组织
脂肪组织
黄色脂肪组织
棕色脂肪组织
网状组织
网状细胞
网状纤维
软骨组织
软骨细胞
软骨基质
骨组织
细胞
骨原细胞
成骨细胞
骨细胞
破骨细胞
基质
有机成分
胶原纤维
基质
无机成分
钙
磷
血液
有形成分
红细胞
白细胞
中性粒细胞
嗜碱性粒细胞
嗜酸性粒细胞
单核细胞
淋巴细胞
T 细胞
B 细胞
K 细胞
NK 细胞
血小板
无形成分（血浆）

2. 各种结缔组织的结构比较

种类		来源	存在形式	结构			功能	分布
				细胞	间质			
					纤维	基质		
固有结缔组织	疏松结缔组织	间充质	胶体状	成纤维细胞、巨噬细胞、浆细胞、肥大细胞、脂肪细胞、未分化的间充质细胞等	胶原纤维、弹性纤维、网状纤维	蛋白多糖、组织液	支持、连接、营养、充填、保护、修复、防御等	器官之间、组织之间、细胞之间
	致密结缔组织			成纤维细胞	胶原纤维，富于弹性纤维者称弹性组织	蛋白多糖、组织液	支持、连接、保护等	肌腱、真皮、器官被膜、眼球的巩膜等处
	网状组织			网状细胞	网状纤维	组织液、淋巴液	器官支架	红骨髓、脾、淋巴结、胸腺、扁桃体及淋巴组织等处
	脂肪组织			脂肪细胞	成群脂肪细胞间有疏松结缔组织分隔，纤维和基质成分同疏松结缔组织		贮存脂肪、支持、保护、维持体温、参与能量代谢	皮下、网膜、肾脂肪囊、黄骨髓等处
软骨组织	透明软骨		固体状	软骨细胞	胶原原纤维	软骨黏蛋白、水	支持、保护	鼻、喉、气管、肋软骨、关节软骨等处
	弹性软骨			软骨细胞	弹性纤维	软骨黏蛋白、水	支持、保护	耳郭、会厌等处
	纤维软骨			软骨细胞	胶原纤维	软骨黏蛋白、水	支持、保护	椎间盘、耻骨联合、关节盘等处
骨组织				骨细胞、骨原细胞、成骨细胞、破骨细胞	骨胶纤维（胶原纤维）	黏蛋白、钙盐（亦称骨盐）	支持、保护、人体的“钙库”，与钙、磷代谢有关	颅、脊柱、胸廓、四肢
血液			液体状	红细胞、白细胞（中性粒细胞、嗜酸性粒细胞、嗜碱性粒细胞、淋巴细胞、单核细胞）和血小板	血浆		运送氧、营养物质及二氧化碳、代谢产物等，兼有防御和调节体温等功能	心血管内

（齐云飞　牟英君）

第四章　肌组织

一、实验目的

1. 掌握骨骼肌、心肌和平滑肌的一般形态结构及分布特点。

2. 掌握骨骼肌和心肌的超微结构特点。

3. 光镜下会辨认三种肌组织。

4. 熟悉骨骼肌肌原纤维的光镜、电镜结构。

二、标本观察

1. 骨骼肌（Ⅰ）

（1）目的：重点了解骨骼肌的构成。

（2）材料与方法：兔的舌肌，Susa 液固定，石蜡切片，HE 染色。

（3）肉眼观察：为一扁圆形切面，边缘紫色部分为肌膜，中间红色部分是骨骼肌。

（4）低倍镜观察：骨骼肌纤维被染成红色，分散排列于结缔组织之间，纵、横、斜各种切面混杂排列，纵切面肌纤维呈长条形，横切面呈不规则的多边形。选择结构典型的肌纤维纵、横切面，置于高倍镜下仔细观察。

（5）高倍镜观察：①纵切面：肌纤维呈长条形，可见明暗相间的横纹，即明带和暗带（观察横纹时，需将视野调暗），在肌纤维内还可见平行排列的细丝，即肌原纤维，在肌膜内面见有许多纵行排列的椭圆形细胞核，染成蓝紫色；②横切面：肌纤维呈多边形或不规则圆形，肌纤维内含有许多着粉红色、被切成点状的肌原纤维，肌原纤维之间是肌浆，呈浅粉红色，近肌膜内面有一至数个细胞核，蓝紫色，呈椭圆形。

2. 骨骼肌（Ⅱ）

（1）目的：在铁苏木精染色的切片上，清楚地观察骨骼肌纤维的横纹。

（2）材料与方法：兔的骨骼肌，Susa 液固定，纵断石蜡切片，铁苏木精染色。

（3）肉眼观察：为一长条状黑蓝色的组织，即骨骼肌的纵切面。

（4）低倍镜观察：肌纤维是细长条形，每条肌纤维之周边有染色较深的肌膜包裹，肌膜下有许多椭圆形或长形的细胞核。肌纤维上有明暗相间的横纹，肌纤维之间的结缔组织很少，而肌束间结缔组织较多些，注意单条肌纤维的宽度。

（5）高倍镜观察：肌纤维内有许多纵行排列的细丝，即肌原纤维（myofibril）。每条肌原纤维上的横纹都由着色深浅不同的区域间隔排列。可分出：①暗带：肌原纤维上着色深的为暗带；②明带：肌原纤维上着色浅淡的为明带；③Z 线：为明带中央所见的一条细线；④H 带：暗带的中部浅染区，称 H 带；⑤肌节（sarcomere）：相邻两条 Z 线之间的一段肌原纤维，也就是一个收缩单位。

3. 心肌（Ⅰ）

（1）目的：掌握心肌的结构特点。

（2）材料与方法：人的心脏，Helly 液固定，石蜡切片，HE 染色。

（3）肉眼观察：为一长条形组织，着色较红的为心肌。

（4）低倍镜观察：可见心肌纤维各个切面均染成红色。在肌纤维之间有结缔组织及血管。肌纤维纵切面呈短柱状，有分枝，横切面呈大小不等及不规则圆形。

（5）高倍镜观察：①心肌纵切面：心肌纤维短柱状有分枝相互吻合，细胞核卵圆形，位于中央，核周围肌浆丰富，在切片上为核周深色浅的部分。在肌纤维上可见明暗相间的横纹，但不如骨骼肌纤维明显。在心肌纤维连接处可见横行或阶梯状的红色的粗线，即闰盘（intercalated disk）；②心肌横切面：肌纤维被切成小块，呈圆形或不规则形，细胞核圆形，位于中央，有的未见细胞核（为什么?），肌纤维的边缘为较薄的肌膜，之间充填有结缔组织及丰富的血管。肌原纤维的横断面呈红点状。

4. 心肌（Ⅱ）

（1）目的：掌握心肌的构造。

（2）材料与方法：人的心脏，硝酸乙醇溶液固定，石蜡切片，苏木精整染。

（3）肉眼观察：为一块紫蓝色的组织。

（4）低倍镜观察：可见许多细长的肌纤维，分支吻合连接成网，网眼内有结缔组织和血管。

（5）高倍镜观察：选择形态典型的心肌纤维纵断面观察以下各点：①肌膜：肌膜较薄；②肌原纤维：很细，纵行排列。肌原纤维上也有与骨骼肌相同的横纹，但不如骨骼肌明显，H 带及 Z 线则更不易看出；③肌浆：较骨骼肌纤维多，在核的两端较丰富，并可见褐色的脂褐素颗粒；④闰盘：是相邻的心肌纤维相连接的地方，染色深，有的呈阶梯状，有的呈直板状，与心肌纤维长轴相垂直。

5. 平滑肌

（1）目的：掌握平滑肌的构造及与其他肌组织的区别。

（2）材料与方法：兔的小肠，Susa 液固定，石蜡切片，HE 染色。

（3）肉眼观察：切片为长条形，上面起伏不平的部分染成蓝色，是小肠腔面的上皮组织，其下染成红色的即为平滑肌部分。

（4）低倍镜观察：找到平滑肌层，可以见到纵横两种断面。

（5）高倍镜观察：

1）平滑肌纵切面：平滑肌呈长梭形，胞质染成红色，胞核长椭圆形或杆状，位于肌纤维的中央，细胞核染色质较少，核染色较浅，在细胞核内可见一两个明显的核仁。在核的两端肌浆较丰富。

2）平滑肌横切面：平滑肌纤维呈大小不等的圆形或多边形红色小点。断面较大且含有圆形胞核的为切自肌纤维的中央部；断面较小、不含细胞核的为切自肌纤维的两端。

三、示教（电镜图像）

1. 骨骼肌纤维

（1）纵切面：从骨骼肌纤维超微结构模式图中，可见肌纤维由许多肌原纤维组成，而每根肌原纤维是由上千条粗、细两种肌丝有规律地平行排列组成。观察肌节的结构：I 带、Z 线、A 带、H 带、M 线。观察横小管、肌浆网、终池以及三联体等结构。

（2）横切面：观察粗肌丝、细肌丝以及两者的排列规律。

2. 心肌纤维

结合心肌纤维超微结构立体模式图，观察肌原纤维中肌节的组成：I 带、Z 线、A 带、H 带、M 线，横小管、肌浆网、终池、二联体、闰盘、线粒体等结构，并与骨骼肌超微结构进行比较。

四、小结

1. 肌组织知识概要

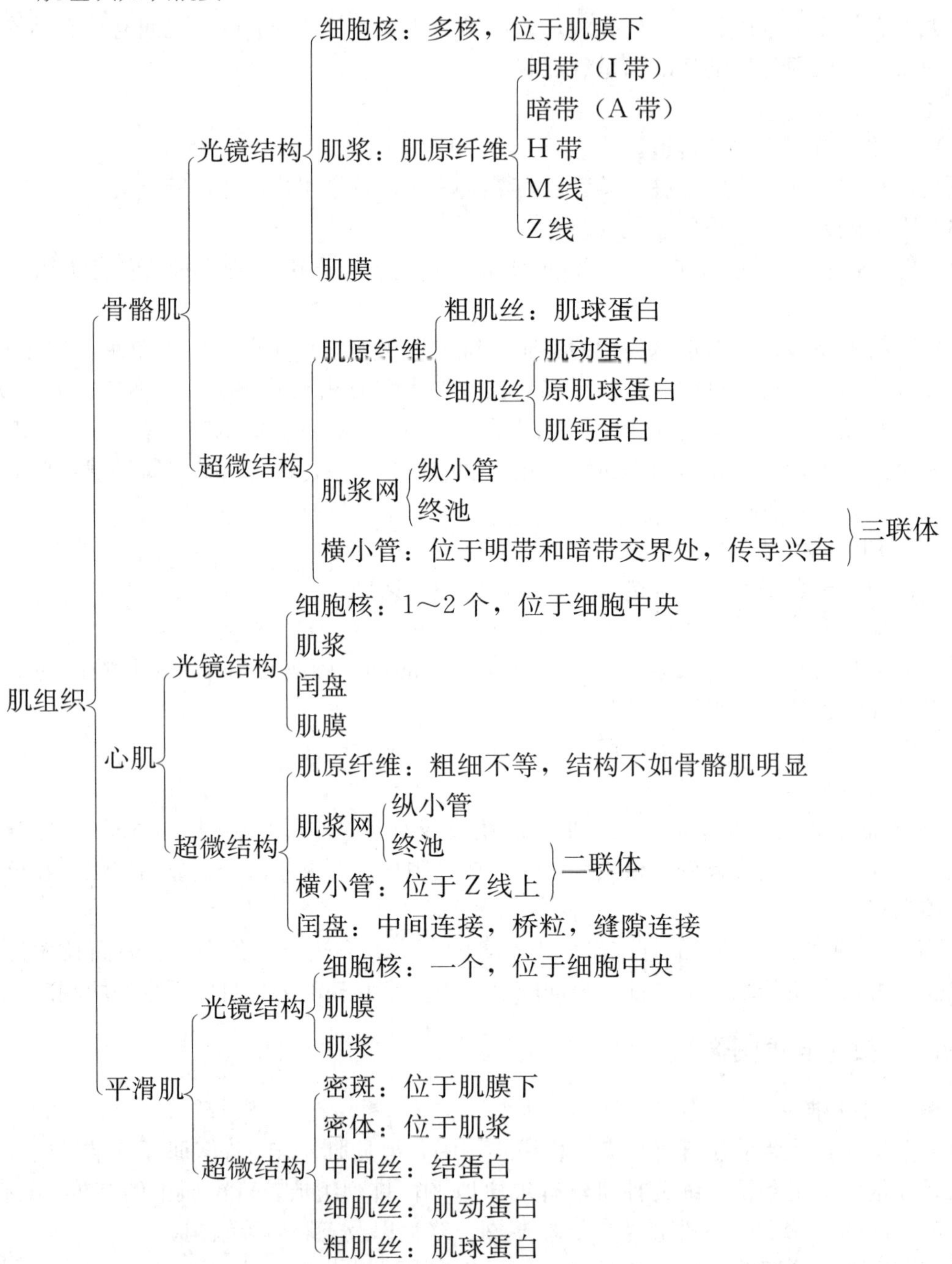

2. 骨骼肌纤维与心肌纤维的比较

	骨骼肌纤维	心肌纤维
细胞形态	圆柱或棱柱状，不分支 长约 3～40mm，直径约 10～100μm 肌纤维嵌合连接，无闰盘 横纹清楚 多核，核居于细胞周边	短柱状，有分支 长约 70μm，直径为 15μm 肌纤维相互连接处形成闰盘 横纹可见 1～2 个细胞核，居于细胞中央
横小管	位于明、暗带交界处 每一肌节有两套横小管	位于 Z 线处 每一肌节只有一套横小管
肌浆网	丰富，终池多与横小管相贴 形成三联体 贮钙能力强	稀疏，终池不发达，常与横小管 形成二联体 贮钙能力弱
肌原纤维	较多，在肌浆中均匀分布，明显	不明显，肌丝多被分隔成束
线粒体	较少	较多
肌浆	较少	丰富

（吴　琪　牟英君）

第五章　神经组织

一、实验目的

1. 光镜下辨认脊髓、大脑、小脑、脊神经节、交感神经节的结构。
2. 掌握典型的多极神经元的形态及超微结构，并能绘图标示之。
3. 掌握突触、运动终板的光镜、电镜结构及功能。
4. 掌握神经纤维的分类及光镜、电镜结构特点。
5. 了解神经胶质细胞的种类、形态及功能。

二、标本观察

1. 脊髓

(1) 目的：重点观察脊髓前角运动神经元的形态及其在脊髓内的分布，掌握多极神经元的形态结构特点。

(2) 材料与方法：狗的脊髓，Susa 液固定，横断石蜡切片，HE 染色。

(3) 肉眼观察：脊髓横断面呈扁圆形，其外面包裹着脊髓膜，脊髓分为灰质、白质两部分。灰质居中，着色较红，呈蝴蝶状，灰质又有四个突出的部分。①两个前角：伸向腹侧，为较粗钝的突起；②两个后角：伸向背侧，为较细的突起。白质着色浅红，围绕在灰质的周围。

(4) 低倍镜观察：先分辨白质和灰质中的前角和后角。①白质为神经纤维集中之处，即传导束，其中多为有髓神经纤维的横断面；②灰质中含有神经元（neuron）的胞体、突起、大量神经胶质细胞（neuroglial cell）和无髓神经纤维，灰质前角中有体积很大的神经元胞体，数量多，成群排列，这就是前角运动神经元。后角中的神经元较小，数量较少，分散排列。脊髓中央的小管为中央管。

(5) 高倍镜观察：观察前角运动神经元的形态、结构。前角运动神经元属于多极神经元，有的细胞可见有数个突起，有的则只见到一两个突起。有的能见到一个轴突，有的则见不到轴突。选择一个切面较完整的神经元进行观察。

1) 胞体：大，呈多角形，胞体着浅红色。

A. 胞核：很大，圆形，位于细胞中央，核染色较浅，呈空泡状。核仁一个，圆形，大而明显，着红色。

B. 尼氏体：嗜碱性，着蓝紫色，呈块状，分散在胞质中，如同虎皮上的斑纹，故又称虎斑。

2) 突起

A. 树突：(dendrite) 可切到一个或数个，由胞体发出时较粗，逐渐分支变细，内含尼氏体。

B. 轴突（axon）：只有一个（一般不易切到），较细长，粗细均匀，不含尼氏体。轴突自胞体伸出处有圆锥形区，其胞质不含尼氏体，即轴丘。

2. 坐骨神经

(1) 目的：①掌握有髓神经纤维的构造。②了解神经干的组成。

(2) 材料与方法：猫的坐骨神经，Helly 液固定，石蜡切片，HE 染色。

(3) 肉眼观察：切片上有两块组织，长条形的是神经的纵断面，圆形的是横断面。

(4) 低倍镜观察神经纵断面：重点观察神经纤维的构造。可见许多神经纤维平行排列，在神经纤维之间、神经束之间以及整个神经的外表面都有结缔组织和血管。

(5) 高倍镜观察神经纵断面：重点观察神经纤维纵切面的构造。

1) 轴突：居神经纤维的中央，细长，呈淡蓝色或蓝紫色。

2) 髓鞘 (myelin sheath)：在轴突两侧，呈粉红色的网状结构（因制片时髓鞘成分没有完全保存下来所致）。

3) 神经膜：位于髓鞘外面，胞质很薄，呈粉红色细线状。施万细胞核呈椭圆形或杆状，染色较浅位于髓鞘中段。在细胞核附近，其胞质较明显。

在神经纤维之间尚可见少量结缔组织，即神经内膜，含长梭形深染的成纤维细胞核，应与施万细胞核鉴别。

(6) 低倍镜观察神经的横断面：重点了解神经的组成。在整个神经的外面包有疏松结缔组织，称为神经外膜。在神经内有多个圆形的神经束，大小不等。神经束的表面包裹有致密结缔组织，称为神经束膜，这层膜在标本中染色深，很明显。在每个神经束内，有大量圆形的神经纤维横断面。在每条神经纤维的外面，或可见到很薄的结缔组织，即神经内膜。

(7) 高倍镜观察神经的横断面：重点观察神经纤维横切面的构造。在横切面上，神经纤维呈圆形，每条神经纤维中央是染成浅蓝色圆形的轴突断面，其外有粉红色网状结构，即是髓鞘，髓鞘外面为粉红色的神经膜，有的断面可见弯月形的施万细胞核，包于髓鞘之外。神经纤维之间或可见少量结缔组织和毛细血管，其中可见深染圆形的成纤维细胞核（横断面），应与施万细胞核相鉴别。

标本中可见神经纤维粗细不等，髓鞘厚薄与轴突的粗细成正比，粗神经纤维的轴突粗、髓鞘厚，细神经纤维的轴突细、髓鞘薄。

3. 脊神经节

(1) 目的

1) 了解脊神经节的结构。

2) 比较脊神经节细胞和脊髓前角运动神经元的形态和构造。

(2) 材料与方法：人的脊神经节，10%甲醛固定，石蜡切片，HE 染色。

(3) 肉眼观察：脊神经节是脊髓后根膨大的部分，呈椭圆形，所以在纵切面上也为长椭圆形。

(4) 低倍镜观察：脊神经节的外面包裹着一层染色浅的纤维结缔组织组成的被膜。被膜的结缔组织伸入神经节内，构成神经节的支架，同时被膜向后根延续成为后根的外膜。神经节的结缔组织支架之间有许多大小不等的、圆形的脊神经节细胞聚集。脊神经节细胞为假单极神经元，依神经节的长轴成行排列，行间有红染的神经纤维，是由神经节细胞的突起所组成。

(5) 高倍镜观察：

1) 神经节细胞：圆形或椭圆形，大小不一。选择形态结构完整的神经节细胞观察，可见到神经节细胞核呈圆形，染色浅，核仁明显，胞质内含许多嗜碱性的尼氏体，呈细小颗粒状，弥散分布。有的神经节细胞胞质内含有脂褐素。

2）卫星细胞：紧靠神经节细胞的外面有一层扁平细胞围绕，构成一层被囊，故又称被囊细胞。其细胞核圆形，着色较浅。在被囊细胞外面，有薄层的结缔组织包绕。

3）移动标本，观察神经节内神经纤维部分，大多是有髓神经纤维。复习施万细胞、髓鞘及轴突等的结构。

4. 交感神经节（颈部）

最主要的交感神经节分布在脊柱的两旁，上起颈上部，下达腰部。相邻的神经节之间有神经纤维节间支相连，因此形成一条长链，称为交感神经干。此外，神经节又有灰白两种交通枝与脊神经相联系，所以交感神经节中包含有髓和无髓两种神经纤维。

（1）目的

1）观察交感神经节的构造。

2）区别脊神经节和交感神经节的构造。

（2）材料与方法：人的颈部交感神经节，Helly 液固定，石蜡切片，HE 染色。

（3）肉眼观察：见到的长椭圆形小块即为颈部交感神经节的断面。

（4）低倍镜观察：可见交感神经节被覆纤维结缔组织的被膜，被膜伸入神经节内构成支架，其中散在分布着较大的交感神经节细胞。交感神经节细胞间可见成小束平行排列的神经纤维。节内还可见许多小血管断面。

（5）高倍镜观察：可见交感神经节细胞是多极神经元，由于切片关系胞突不能完全被切到，所以见到的细胞是多边形或圆形的。选一切面较完整的交感神经节细胞进行观察，可见胞质内含有嗜碱性、弥散分布的细小颗粒，为尼氏体。有的细胞内还能见到大量棕黄色颗粒，即脂褐素颗粒。

交感神经节细胞较大，染色浅，核仁很明显。在交感神经节细胞周围也有卫星细胞和结缔组织包绕，但数量较少，卫星细胞核呈圆形，着色较浅，而结缔组织细胞核呈梭形，着色较深。

交感神经节内含有髓和无髓的神经纤维。前者在脊神经节内已叙及，现观察无髓神经纤维。在镜下见到无髓神经纤维多成束排列在交感神经节细胞之间，在纵切面上注意勿与结缔组织支架相混。

1）无髓神经纤维：为粉红色、较细的纤维，较结缔组织支架色浅且细，外围是大而着色较浅的椭圆形的施万细胞核。

2）结缔组织支架：结缔组织纤维多为深粉色的胶原纤维，较无髓神经纤维粗大、色深、排列较乱，结缔组织细胞核为梭形、色深、数量较少。

5. 小脑

（1）目的

1）了解普通染色所见小脑的构造。

2）观察普通染色所见小脑梨形细胞的形态特点。

（2）材料与方法：猫的小脑，10%甲醛固定，制成与小脑叶片长轴垂直的石蜡切片，HE 染色。

（3）肉眼观察：切片呈柏树叶状，表面凹凸不平。最外层浅粉色，为小脑皮质分子层，最内层浅粉色为小脑髓质部分，中间染色较深部分为小脑皮质颗粒层。浦肯野细胞层用肉眼不能分辨。

（4）低倍镜观察

1）软脑膜：被覆在皮质表面，是一薄层结缔组织膜，内含小血管。有的切片小脑表面软脑膜大部分脱落，可在小脑横沟内观察。

2）皮质：为小脑近表面的一层，由神经元、神经胶质细胞和神经纤维组成，从外向内可分为明显的三层。

A. 分子层：最表面，浅粉色，主要为联络神经元。可见着色深的细胞排列较疏松，细胞间大部分为粉红色的神经纤维。

B. 浦肯野细胞层：介于分子层与颗粒层之间，其胞体有规则地排成一层，它是小脑中最大的神经元，在标本中明显可见。

C. 颗粒层：颗粒细胞胞质少，细胞核相对大而明显，故此层可见密集深染的细胞核，细胞间的神经纤维相对较少。

（5）高倍镜观察：选一形态完整的浦肯野细胞（又称小脑梨形细胞）进行观察。浦肯野细胞胞体呈梨形或圆形，其主干树突自胞体顶端伸出并走向皮质表面。主干树突反复分支呈柏树叶状伸入到分子层内，但因切片关系不能全部见到。浦肯野细胞的胞质含有嗜碱性的尼氏体，胞核位于胞体中央。

6. 大脑

（1）目的

1）了解普通染色所见的大脑构造。

2）观察普通染色所见大脑锥体细胞的形态特点。

（2）材料与方法：猫的大脑，10％甲醛固定，制成与脑表面垂直的火棉胶切片，HE染色。

（3）肉眼观察：切片周缘起伏不平着色较浅的是大脑皮质部分，其余着色略深的是髓质部分。

（4）低倍镜观察

1）软脑膜：被覆在大脑皮质表面，由薄层结缔组织组成，内含小血管。

2）灰质：又称皮质，是位于大脑表面的部分，由神经元、神经胶质细胞和无髓神经纤维组成。皮质内有许多着色深的细胞，为皮质内的神经元和神经胶质细胞。皮质内的神经元分层排列，但在普通染色标本中不能分清各层界限。仔细观察，可见到许多锥体细胞，其尖端伸向皮质表面。细胞间着红色部分是无髓神经纤维所在处。

3）白质：又称髓质，位于皮质的深层，由许多着色深的神经胶质细胞和着红色的有髓神经纤维组成。此外，在皮、髓质内均可见到小血管断面。

（5）高倍镜观察：选一切面较完整的锥体细胞进行观察。锥体细胞胞体呈锥体形，其主干树突自胞体顶端伸出，伸向皮质表面。其余突起因切面关系不易见到。锥体细胞的胞质含嗜碱性的尼氏体，胞核大，呈圆形，位于胞体中部。

三、示教

1. 小脑梨形细胞

（1）目的：了解小脑皮质中梨形细胞的形态。

（2）材料与方法：猫的小脑，按Golgi或Cox镀银或镀汞法，制成与小脑叶片长轴垂直的火棉胶切片。此法将细胞镀成棕黑色，故细胞内部结构不可见。

（3）肉眼观察：切片的表面凹凸不平处是小脑皮质表面，其他部分是髓质。

（4）低倍镜观察：在皮质部分寻找胞体较大的棕黑色的梨形细胞，胞体呈梨形，有一两个粗大主干树突，从胞体伸向小脑表面，主干树突分支甚多，其整体形态类似侧柏叶状或扇形，为梨形细胞所特有。所有细胞的主干树突的分支基本上是在一个平面上，标本的切面恰与树突分支的平面相平行，可见树突的全貌。如切面与树突分支的平面不平行，则所见树突分支较少，树突分支的特殊形态亦不明显。结合高倍镜观察，可见除主树突外，所有粗细树突的分支上都密布有无数颗粒状的小树突棘。

由胞体的另一面伸出一个细长的突起，即轴突。轴突的表面光滑，其方向与树突相反，进入小脑髓质。因制片时轴突已被切断，只可见轴突自胞体伸出的一小段。

2. 大脑锥体细胞

（1）目的：了解大脑皮质中锥体细胞的形态。

（2）材料与方法：猫的大脑，按 Golgi 或 Cox 镀银或镀汞法，制成与大脑表面垂直的火棉胶切片。

（3）低倍镜观察：锥体细胞在皮质内彼此平行排列，且不只一层。锥体细胞的形态大致相似，可分大、中、小三型。所有的锥体细胞均呈棕黑色。选择较大的锥体细胞，结合高倍镜仔细观察。

（4）高倍镜观察

锥体细胞胞体呈三角形，自细胞体顶端伸出一较大突起是主树突，走向大脑的表面，由主干树突又可伸出一些分支。另外，由三角形胞体的基部也伸出树突，其方向与主干树突垂直，并较主干树突为细，分支亦少。所有树突的表面都有小树突棘（试想是何种结构?）。

由三角形胞体的底面伸出一个细长的轴突，轴突表面光滑，方向与主干树突相反，以后进入大脑髓质，因切片关系，在此只见到轴突自胞体伸出的一小段。

3. 神经原纤维

（1）目的：了解神经原纤维的形态及在神经细胞内的分布。

（2）材料与方法：兔的小段脊髓，RamoaY Cajal 或 Bielschowsky 方法，用硝酸银镀染，横断石蜡切片。

（3）低倍镜观察：找到棕黄色的前角运动神经元。

（4）高倍镜观察：在前角运动神经元的胞质内，可见到深棕色的细丝，交错排列成网，并伸入树突与轴突，这就是神经原纤维。细胞核呈一浅黄色区域。

4. 运动神经末梢——终板

（1）目的：了解运动终板（motor end plate）的光镜下结构。

（2）材料与方法：动物（如蛇）的肋间肌，镀银法制作。此标本是压片。

（3）低倍镜观察：铺展开的骨骼肌纤维着粉红色或紫色，神经纤维着黑色。由一条神经分出许多神经纤维小束，小束的神经纤维散布于各条肌纤维上。每条神经纤维接近肌纤维时失去髓鞘而与肌膜相贴。

（4）高倍镜观察：在终板处可见裸露的神经纤维末梢，止于肌膜并分支成爪形，其终端膨大成棒状。此种神经纤维末梢即为运动终板。

5. 突触

（1）目的：了解脊髓前角运动神经元胞体上的突触（synapse）。

（2）材料与方法：兔的一段脊髓，按 Cajal 或 Ranson 镀银法，石蜡切片，厚为 10～12μm。

（3）低倍镜观察：找到前角运动神经元后换高倍镜观察脊髓前角运动神经元胞体上的突触。

（4）高倍镜观察：神经元胞体被染成棕黄色，突触位于胞体或树突上。突触处可见极短的神经纤维止于此处，这些神经纤维的末端膨大呈小结或小泡状，与神经元的胞体或树突相接触，这种接触点即是突触。一个神经元上的突触可多至数百个，甚至更多，但因切片较薄，有时也因镀染技术上的欠缺，一般只可见到几个或几十个。

6. 星形胶质细胞

（1）目的：了解纤维性星形胶质细胞和原浆性星形胶质细胞的形态。

（2）材料与方法：猫的大脑，按 Golgi 或 Cox 镀银或镀汞法，制成与大脑表面垂直的火棉胶切片。

（3）低倍镜观察：星形胶质细胞是中枢神经系统中最大的胶质细胞，有许多细长胞突，其中有几个较粗的胞突，其末端膨大形成脚板，贴附于毛细血管壁上。

1）原浆性星形胶质细胞：分布于大脑或小脑的皮质内，是锥体细胞或梨形细胞以外的形体较小的深色细胞，其特征是自细胞体伸出许多短而有分支的突起。突起相差不多，无树突与轴突的分别。

2）纤维性星形胶质细胞：分布在大脑或小脑的髓质内，是形体甚小的深色细胞，其特征自胞体伸出一些细长的突起，但分支较少。纤维性星形胶质细胞的胞体和突起中含有许多纤细的原纤维，但因制作方法所限，在此不能见到。

（4）高倍镜观察：因星形胶质细胞的突起不在同一平面内，换高倍镜后，要不断调整显微镜调节器才能看清突起的形态。仔细观察星形胶质细胞与血管的关系，可见到脚板。

7. 神经纤维

（1）目的：了解神经纤维中髓鞘的构造。

（2）材料与方法：尸体或动物的坐骨神经，四氧化锇（OsO_4）固定，纵、横断面石蜡切片。

（3）肉眼观察：长条形的为神经纵切面，圆形为神经横切面。

（4）低倍镜观察神经纵切面：可见神经纤维平行排列，粗细不等，染成黑色。神经纤维之间有浅色的结缔组织。

（5）高倍镜观察神经纵切面：选择切面较长且纵切面较正的神经纤维观察。

1）髓鞘：呈黑色，因髓鞘含类脂质，还原四氧化锇而显黑色。

2）郎飞结：在某些神经纤维上，髓鞘中断形成郎飞结（注意：因制作标本所引起的髓鞘呈现不规则的缩窄，不是郎飞结）。

3）施兰切迹：是黑色髓鞘中数个对称、斜行、不着色的窄缝。

4）神经膜及周围的结缔组织：着淡黄色，显示不清楚。

（6）低倍镜观察神经的横切面：神经纤维呈圆形并且彼此结合成束，束外面有结缔组织的神经束膜包裹。在神经束之间有些染成黑色的脂肪细胞。

（7）高倍镜观察神经的横切面：各条神经纤维的髓鞘呈大小、粗细不等的黑色环。有施兰切迹的髓鞘断面为呈同心圆的双环状结构，因此可认为施兰切迹的整体构造是漏斗形，突起和神经膜都着浅黄色。

四、小结

1. 神经组织知识概要

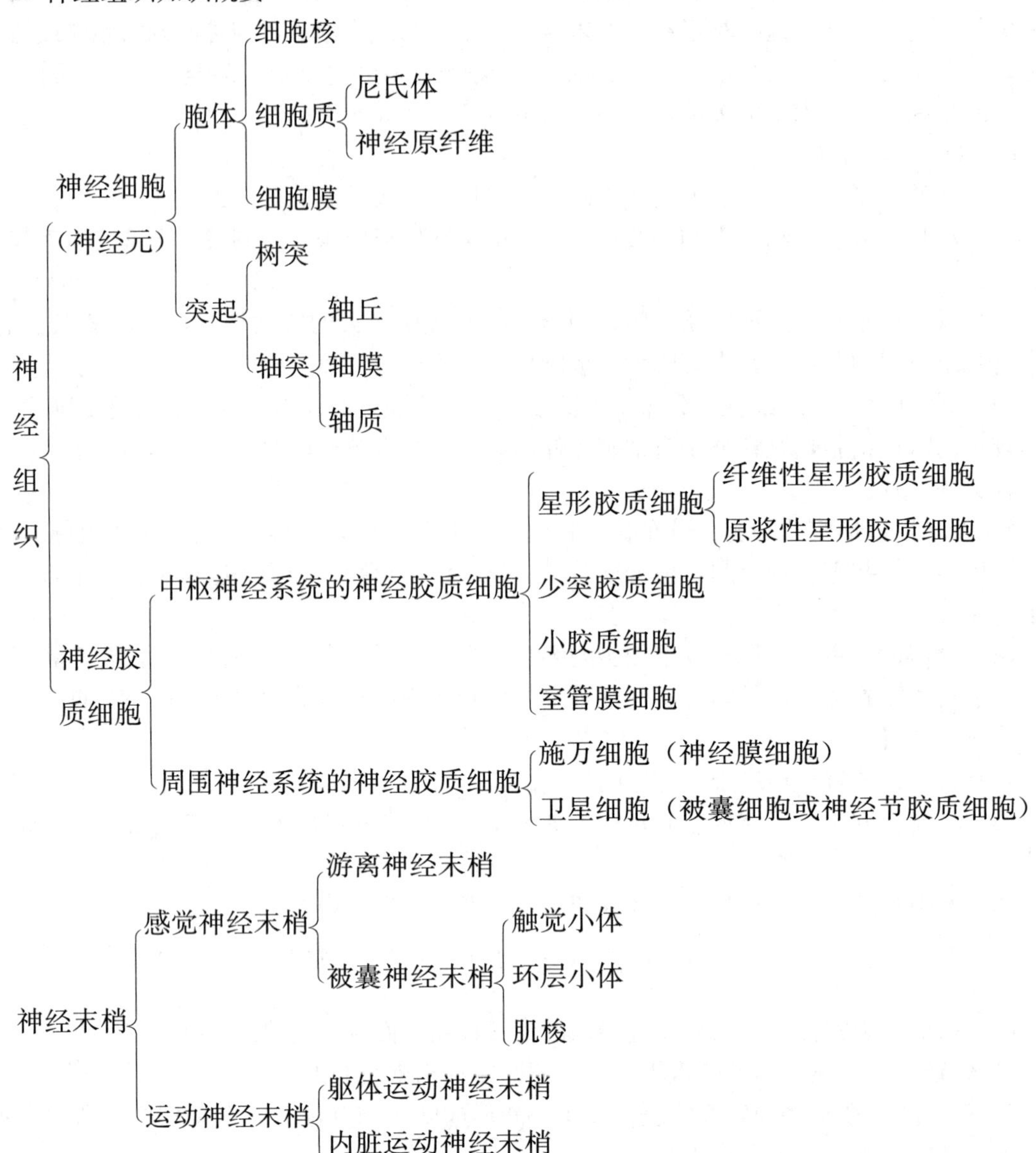

2. 神经元与神经胶质细胞的结构与功能比较

<table>
<tr><th colspan="4">名称</th><th>结构与功能</th></tr>
<tr><td rowspan="5">神经元</td><td rowspan="3">细胞体</td><td colspan="2">细胞膜</td><td>为单位膜，有接受刺激、处理信息、产生与传导冲动的功能。</td></tr>
<tr><td colspan="2">细胞质</td><td>含尼氏体和神经原纤维等。前者与蛋白质合成有关；后者是神经元的骨架，并参与神经元内物质运输。</td></tr>
<tr><td colspan="2">细胞核</td><td>核大而圆，染色浅，核仁明显。</td></tr>
<tr><td rowspan="2">突起</td><td colspan="2">树突</td><td>1个或多个，内部结构与核周质相似。具有接受刺激，将冲动传向细胞体的功能。</td></tr>
<tr><td colspan="2">轴突</td><td>只有1个，由轴膜、轴质构成，轴质内不含尼氏体。将神经冲动沿轴膜向轴突终末传递。</td></tr>
<tr><td rowspan="7">神经胶质细胞</td><td rowspan="5">中枢神经系统</td><td rowspan="2">星形胶质细胞</td><td>原浆性星形胶质细胞</td><td>分布于灰质，突起短粗，分支多。对神经元起支持、营养和保护等功能</td></tr>
<tr><td>纤维性星形胶质细胞</td><td>分布于白质，突起细长，分支少。功能同上</td></tr>
<tr><td colspan="2">少突胶质细胞</td><td>胞体小，突起分支少，突起形成中枢神经系统的髓鞘</td></tr>
<tr><td colspan="2">小胶质细胞</td><td>胞体小，突起分支少，表面粗糙，可转变为巨噬细胞。分布于灰质</td></tr>
<tr><td colspan="2">室管膜细胞</td><td>衬在脑室和脊髓中央管表面，细胞为立方或柱状，游离面有纤毛及微绒毛。可分泌脑脊液，参与构成脑-脑脊液屏障</td></tr>
<tr><td rowspan="2">周围神经系统</td><td colspan="2">施万细胞</td><td>形成周围神经纤维的髓鞘和神经膜</td></tr>
<tr><td colspan="2">卫星细胞</td><td>细胞扁平或立方，包在神经节细胞胞体周围</td></tr>
</table>

（吴　琪　张鸿雁）

第六章　循环系统

一、实验目的

1. 掌握中动脉、中静脉、心壁的结构。
2. 了解大动脉、小动脉、大静脉的结构。
3. 掌握毛细血管的分类和构造。

二、标本观察

1. 中动脉和中静脉

（1）目的

1）掌握中动脉（medium－sized artery）和中静脉（medium－sized vein）的构造。

2）比较中动脉和中静脉在结构上的差别。

（2）材料和方法：狗的中动脉和中静脉，石蜡切片，HE染色。

（3）肉眼观察：标本中有两个较大的血管断面。管壁较厚、管腔较圆而且管径较小的是中动脉；管壁较薄、管腔较大而不规则的是中静脉。

（4）低倍镜观察中动脉

管壁分三层，由腔面向外观察。

1）内膜（tunica intima）：很薄。在组织切片上观察，内皮和内皮下层大多已脱落。如果尚未脱落，腔面见一层内皮细胞，稍外有几乎与内皮贴在一起的一层亮红色细带是内弹性膜，由于动物死亡后动脉管壁的收缩，内弹性膜呈曲折波纹状，折光性强，与中膜分界明显。

2）中膜（tunica media）：最厚，主要由环行平滑肌构成，其间有少量弹性纤维和胶原纤维。

3）外膜（tunica adventitia）：厚度与中膜大致相等，在中膜与外膜交界处有外弹性膜，与中膜分界明显。外膜的主要成分是结缔组织，其中含有弹性纤维，多为纵行，故此处可见纤维的斜断面和横断面。外膜内有营养血管及神经的断面。

（5）高倍镜观察中动脉

1）内膜：可分三层。

A. 内皮：细胞界限不明显，可见其细胞核呈扁圆形突向管腔。大多数切片内皮已经脱落而不可见。

B. 内皮下层：位于内皮外方，很薄，含有少量胶原纤维和弹性纤维。多数切片内皮下层也已脱落。

C. 内弹性膜：为内膜最外一层，呈曲折波浪状，红色，折光性强，很完整，厚度也较均匀。

2）中膜：平滑肌纤维的细胞核呈杆状，有时因平滑肌纤维收缩细胞核螺旋扭曲。平滑肌纤维之间有弹性纤维和胶原纤维。

3）外膜：与中膜相连处为外弹性膜，断续且呈波浪状。在外膜的结缔组织中含有弹性纤维，大多纵行或螺旋状排列，因此被切成多边形、不规则形或条纹状的断面，红色且折光性强。结缔组织中可见营养血管及神经的纵、横断面。

（6）低倍镜观察中静脉

管壁也分三层，由腔面向外观察。

1）内膜：很薄，内皮只见其细胞核，内弹性膜不明显，故与中膜分界不清。

2）中膜：较薄，主要由3～5层环行平滑肌构成，其间有少量结缔组织。

3）外膜：较中膜厚，由结缔组织构成。外弹性膜不明显，故与中膜分界不清。

（7）高倍镜观察中静脉

1）内膜：分为三层。

A. 内皮：细胞核呈扁圆形突向管腔。

B. 内皮下层：为少量结缔组织。

C. 内弹性膜：不明显。

2）中膜：主要为环形平滑肌，常呈束状，被结缔组织分隔开。

3）外膜：外弹性膜不明显。近中膜处有时可见纵行平滑肌的横断面。此外，可见胶原纤维、弹性纤维、营养血管和神经的横、纵断面。

2. 大动脉（Ⅰ）

（1）目的

1）了解大动脉（large artery）管壁的构造。

2）比较中动脉和大动脉构造的不同点。

（2）材料和方法：人的大动脉，横断石蜡切片，HE染色。

（3）肉眼观察：标本为长方形（大动脉横断面的一部分），凹面是管腔面。

（4）低倍镜观察：由腔面向外观察，分为三层。

1）内膜：最薄，内皮只见其细胞核，内皮下层较薄，内弹性膜数层，与中膜分界不清，多数切片内皮和内皮下层已经脱落。

2）中膜：最厚，主要由数十层环行排列的弹性膜构成，各层弹性膜之间由弹性纤维相连。弹性膜之间的间隙中还有环行平滑肌、胶原纤维。

3）外膜：较薄，由结缔组织构成。其外弹性膜与中膜分界不清。

（5）高倍镜观察

1）内膜：分为三层。

A. 内皮：只见其扁圆形的细胞核，有时内皮脱落而不可见。

B. 内皮下层：比中动脉的厚，含有胶原纤维、弹性纤维和散在的纵行平滑肌断面。

C. 内弹性膜：数层，与中膜的弹性膜相连，故无明显分界，其间夹杂有少量平滑肌纤维。

2）中膜：最厚，可见发达的弹性膜呈波浪状，着粉红色，折光性强，其间夹杂有平滑肌纤维。

3）外膜：较中膜薄，外弹性膜与中膜的弹性膜相连，故与中膜无明显分界。其结缔组织中含有营养血管和神经。

3. 大动脉（Ⅱ）

（1）目的：观察大动脉弹性膜及弹性纤维的分布。

（2）材料与方法：人的大动脉，横断石蜡切片，Orcein 染色。

（3）低倍镜观察：大动脉三层膜分界不明显。内、外弹性膜及中膜的弹性膜都呈波浪状，粗大有分支，染成棕褐色，弹性膜之间有较细的弹性纤维，弹性膜内纤维之间的平滑肌纤维少。

4. 心脏

（1）目的

1）掌握心脏壁的组织结构。

2）比较心脏与血管的构造。

3）在心外膜中观察小动脉（small artery）和小静脉（small vein）的构造。

（2）材料和方法：人的心脏，石蜡切片，HE 染色。

（3）肉眼观察：标本凹凸不平，内层着浅粉色的是心内膜，可见心瓣膜；中层很厚，着红色的是心肌膜；外层是心外膜，很薄。

（4）低倍镜观察：心壁分三层，由内向外观察。

1）心内膜（endocardium）：较薄，表面为扁圆形的内皮细胞核，内皮下层为薄层结缔组织，其深部为心内膜下层，为较厚的疏松结缔组织。

2）心肌膜（myocardium）：主要由心肌纤维组成，其间有结缔组织及丰富的血管。

3）心外膜（epicardium）：也很薄，由结缔组织和间皮组成。

（5）高倍镜观察

1）心内膜：分为三层。

A. 内皮：细胞核呈扁圆形，与血管内皮相似。

B. 内皮下层：其薄层结缔组织中含有少量平滑肌纤维。

C. 心内膜下层：紧靠心肌膜，为疏松结缔组织，其中含浦肯野纤维，其直径较一般心肌纤维粗大，染色较浅，肌浆丰富，肌原纤维少，横纹不太明显。

2）心肌膜：最厚，心肌纤维呈螺旋状排列，大致可分为内纵、中环、外斜，故在切片中可能见到各种心肌纤维的断面，其间有丰富的毛细血管（capillary）和少量结缔组织。

3）心外膜：为薄层结缔组织，其中可见小动脉（管壁厚，管腔小而规则）、小静脉（管壁薄，管腔大而不规则）、毛细血管、神经及脂肪组织，其外表面被覆一层间皮。

三、示教

1. 大静脉

（1）目的：了解大静脉的构造。

（2）材料与方法：人下腔静脉，石蜡切片，HE 染色。

（3）肉眼观察：标本为长方形（大静脉横断面的一部分），凹面是管腔面。

（4）低倍镜观察

1）内膜：较薄。

2）中膜：很不发达，为几层排列疏松的环行平滑肌，有的甚至没有环行平滑肌。

3）外膜：为较厚的结缔组织，其内含有多量纵行平滑肌束。

（5）高倍镜观察

1）内膜：分为三层。

A. 内皮：内皮细胞核染成深紫色。

B. 内皮下层：含胶原纤维和弹性纤维，也有纵行平滑肌。

C. 内弹性膜：不明显，甚或为断裂状。

2）中膜：中膜薄，由几层平滑肌构成，偶见内皮的突起穿过内弹性膜，与平滑肌组成肌内皮连接。

3）外膜：外膜最厚，在其结缔组织内，有纵行弹性纤维和胶原纤维束，并有大量纵行平滑肌束。

2. 毛细血管铺片

（1）目的：观察小动、静脉和毛细血管的关系及构造。

（2）材料与方法：动物肠系膜，展开摊平，然后用Susa液固定，HE染色，封固，做成整装铺片标本。

（3）肉眼观察：在淡粉红色薄膜中，染成深紫色、粗细不等、分支状的条纹是肠系膜或大网膜中的小动脉、小静脉及毛细血管网。

（4）低倍镜观察：选择较清晰处找到两条粗细不等但平行走向的小血管，即为小动、静脉。小动脉的管径较细，管壁较厚并有许多排列紧密与血管长轴垂直的平滑肌细胞核。小静脉管径较粗，管壁较薄，平滑肌纤维很少。小动脉又分成管径很细的微动脉（arteriole），微动脉再分成毛细血管网，毛细血管先汇合成毛细血管后微静脉，再汇合成小静脉。

（5）高倍镜观察

1）小动脉

A. 内皮细胞：在管壁的腔面，细胞核呈扁圆形，与血管的长轴平行排列，内皮细胞核突入管腔。

B. 平滑肌纤维：细胞核呈长圆形，位于内皮细胞核层之外，排列整齐，紧密，与血管长轴垂直。有些地方因铺片的关系，平滑肌纤维的细胞核被压成圆形。

2）微动脉：是小动脉靠近毛细血管的部分，管径较小，管壁上除有内皮细胞外，还有少量与血管长轴垂直的平滑肌细胞核。标本上只能见到断断续续的几个平滑肌细胞核。

3）毛细血管：微动脉再分支形成许多毛细血管，毛细血管互相通连吻合成网。毛细血管的管径更细，管壁很薄，只见一层内皮细胞，核突向腔面，有时管腔内可见有红细胞，在内皮的外面可见周细胞。

4）微静脉：毛细血管汇合成微静脉，与微动脉相比较，管径较粗，管壁很薄，内皮细胞外无平滑肌纤维。

5）小静脉：与小动脉平行，管径较粗，管壁很薄，只见到断续的平滑肌细胞核。

3. 淋巴管铺片

（1）目的：从淋巴管的整体形态来理解淋巴管的构造。

（2）材料与方法：将兔或其他动物用乙醚麻醉打开腹腔，由肠系膜注射0.2%硝酸银溶液至淋巴管内，然后取下一段肠系膜，在日光下曝晒至淋巴管显出棕色为止，经过脱水、透明，把肠系膜剪成许多小块，将小块平铺在载玻片上，封固而成。

（3）高倍镜观察：选择较清晰处观察，可见淋巴管粗细不一致，管壁内皮的细胞间隙皆为银沉淀，呈棕黑色条纹，故可显示出内皮细胞呈梭形，沿淋巴管长轴排列，细胞边缘呈锯齿状。淋巴管比较膨大的部分是瓣膜所在处。此法未经复染，故不能见到细胞核、细胞质、细胞膜等结构。

注意：此标本为铺片，故厚度不一，需调节显微镜调节器才可观察清楚。

4. 牛心的浦肯野纤维

(1) 目的：比较心肌中浦肯野纤维与普通心肌纤维的形态差异。

(2) 材料与方法：牛心脏的心内膜及心肌膜之一部分，Susa液固定，石蜡切片，HE染色。

(3) 低倍镜观察：在心内膜下层结缔组织内有粗大着浅粉色的心肌纤维，这就是浦肯野纤维。这种心肌纤维较普通心肌纤维粗大，肌浆丰富，肌纤维内有成对的染成蓝色的细胞核。

(4) 高倍镜观察：可见浦肯野纤维内有少量染色较红的肌原纤维，多分布在肌纤维之边缘，肌原纤维上也有明暗相间的横纹，在肌原纤维之间则是大量着色浅的肌浆。

四、小结

1. 循环系统知识概要

- 血管
  - 动脉
    - 大动脉
      - 内膜
        - 内皮
        - 内皮下层
        - 内弹性膜
      - 中膜
        - 主要由40～70层弹性纤维、胶原纤维、平滑肌
      - 外膜
        - 外弹性膜
        - 结缔组织
    - 中动脉
      - 内膜
        - 内皮
        - 内皮下层
        - 内弹性膜
      - 中膜
        - 主要由10～40层环行平滑肌组成
        - 弹性纤维和胶原纤维
        - 基质
      - 外膜
        - 外弹性膜、结缔组织——厚度与中膜相近
    - 小动脉：管径在0.3～1mm之间的动脉；微动脉：管径在300μm以下的动脉——结构与中动脉相似
  - 毛细血管
    - 连续毛细血管
    - 有孔毛细血管
    - 窦状毛细血管
  - 静脉
    - 大静脉：包括上、下腔静脉，无名静脉和颈外静脉等
    - 中静脉：除大静脉外，凡在解剖学上命名的静脉
    - 小静脉：管径在200μm～1mm之间的为小静脉
    - 微静脉：管径在200μm以下的静脉
    - 静脉瓣：管径在2mm以上的静脉常有静脉瓣
- 心脏
  - 心内膜
    - 内皮：单层扁平上皮
    - 内皮下层
    - 心内膜下层：含血管、神经和心传导系统之分支
  - 心肌膜：心肌（大致分三层）
    - 内纵
    - 中环
    - 外斜
  - 心外膜：浆膜

2. 心脏、动脉、静脉结构比较

<table>
<tr><th colspan="2" rowspan="2">名称</th><th rowspan="2">心脏</th><th colspan="3">动脉</th><th rowspan="2">静脉</th></tr>
<tr><th>大动脉</th><th>中动脉</th><th>小动脉</th></tr>
<tr><td rowspan="3">内膜</td><td>内皮</td><td colspan="5">均衬有一层内皮</td></tr>
<tr><td>内皮下层</td><td>薄，有少量平滑肌纤维</td><td>较厚，有平滑肌纤维</td><td>较薄</td><td>不明显</td><td>不明显</td></tr>
<tr><td>内弹性膜</td><td>无，有心内膜下层，含浦肯野纤维</td><td>有，与中膜的弹性膜相连接</td><td>明显</td><td>有或无</td><td>不明显</td></tr>
<tr><td colspan="2">中膜</td><td>称为心肌膜，以心肌为主</td><td>厚，40～70 层弹性膜</td><td>10～40 层环行平滑肌</td><td>2～4 层环行平滑肌</td><td>薄，平滑肌少</td></tr>
<tr><td rowspan="2">外膜</td><td>相同结构</td><td colspan="5">均由疏松结缔组织构成，含营养血管、淋巴管和神经纤维</td></tr>
<tr><td>差异之处</td><td>外覆间皮，构成浆膜</td><td>较中膜薄，外弹性膜不明显</td><td>厚度与中膜相近，外弹性膜清晰</td><td>外弹性膜一般不易见到</td><td>较中膜厚，含纵行平滑肌束</td></tr>
<tr><td colspan="2">三层膜分界</td><td>清楚</td><td>不明显</td><td>明显</td><td>不明显</td><td>不明显</td></tr>
</table>

（吴 琪 张鸿雁）

第七章　皮　肤

一、实验目的

1. 掌握皮肤的组织结构，黑素细胞及朗格汉斯细胞的分布、结构及功能。

2. 了解毛发、皮脂腺、汗腺的结构及功能。

二、标本观察

1. 指皮

（1）目的

1）掌握皮肤的构造。

2）了解汗腺（sweat gland）的构造。

（2）材料与方法：取人手指掌面皮肤，Susa液固定，横断火棉胶切片，HE染色。

（3）肉眼观察：可见标本呈半月形，突起的一面即为手指的掌面，由掌面起可分为：

1）表皮：为外表红染，深部蓝染的边缘。在表皮的表面，可见有波纹状起状，即为指纹。

2）真皮：位于表皮的下方，呈红色，真皮下着色较浅的部位是皮下组织。

（4）低倍镜观察

1）表皮（epidermis）：为角化的复层扁平上皮，其与真皮交界处起伏不平，故表皮基膜亦起伏不平。由表皮的基底向表面观察，可见表皮有下列五层结构。

A. 基底层：基底层细胞是一层立方或低柱状细胞，细胞界限不清，胞质嗜碱性较强。

B. 棘层：细胞周围伸出许多细短的棘状突起与相邻细胞的棘状突起相接。这种细胞称为棘细胞。

C. 颗粒层：在多边形的棘细胞上方，为数层梭形细胞，呈波纹状起伏，其特点是细胞内含有强嗜碱性的深蓝色颗粒，即透明角质颗粒。

D. 透明层：在颗粒层上方，为数层胞质较透明、嗜酸性而染成粉红色的扁平细胞，细胞核消失，细胞之间的界限不明显。

此层只有在较厚的表皮中才易分清，如指皮及足底的表皮。

E. 角质层：在透明层的上方，染为红色，很厚，由数十层角化的扁平细胞组成，见不到细胞核，但可分辨出细胞界限。注意角质层表面有很均匀的起伏波纹，就是指纹的横断面。同时还可以见到有穿过整个表皮的汗腺导管，因为这些导管呈螺旋状通向表面，所以在切片上呈现出一连串的小管断面。

2）真皮（dermis）：为表皮下方的一层红染的致密结缔组织，可分为两层。

A. 乳头层：紧贴在表皮下方，呈乳头状突起嵌入表皮底面。此层纤维较细，细胞较多。

B. 网状层：在乳头层的下方，与乳头层分界不清，由较粗大的胶原纤维束和弹性纤维交织而成。此层内有较大的血管和神经束，还可见汗腺导管的断面，有的被横断，直达表皮的基部。

3）皮下组织：此层位于真皮网状层下面，其内可见到脂肪组织，有较大的血管、神经束、汗腺的分泌部及导管部。此外还有环层小体，此小体的体积较大，呈圆形或椭圆形，较易辨认。它是一种有被囊的神经末梢，感受压觉。被囊的结缔组织扁平细胞呈同心圆状排列，在 HE 染色切片不能见到小体中的神经纤维，但特殊方法可显示。

（5）高倍镜观察：重点观察真皮乳头层及汗腺的导管和分泌部。

1）真皮乳头层内有两种真皮乳头：

A. 血管乳头：许多乳头内可见毛细血管的断面，这种乳头叫血管乳头。

B. 神经乳头：有的乳头内可见触觉小体（麦氏小体），它是圆柱形有被囊的神经末梢，长轴与表面垂直，感受触觉，中央为扁平细胞，表面包以结缔组织被囊，并与周围结缔组织连接，可见扁平细胞的细胞核，但不能见到小体中央的神经末梢（特殊方法可显示），凡含有麦氏小体的乳头就名为神经乳头。

2）汗腺：认清其导管部和分泌部。

A. 导管部：由 2～3 层低柱状上皮细胞组成，管径较小，着色较深。

B. 分泌部：在真皮的深层或皮下组织内，管径较大，着色较浅，腺上皮为单层低柱状或立方状。由两种细胞组成，一种细胞较大，明亮，胞质嗜酸性为明细胞。另一种位于明细胞之间，较小，胞质嗜碱性为暗细胞。在上皮细胞与基膜之间，还有一层梭形有突起的肌上皮细胞，其胞核狭长而着色深，有时可见细胞伸出红色的小突起贴在上皮细胞的外面。

2. 背皮

（1）目的：了解背皮与指皮的区别。

（2）材料与方法：人背皮，Zenker 液固定，火棉胶切片，HE 染色。

（3）肉眼观察：为一长条形组织，一面可见染为蓝紫色的表皮切面，其余粉红色的则为真皮和少量皮下组织。

（4）低倍镜观察

1）表皮：较薄，角质层也较薄，上皮表面凹凸不平，基底层细胞内黑色素颗粒较多。

2）真皮：较厚，由致密结缔组织组成，其内有汗腺，毛囊很少，皮脂腺及立毛肌也少，试列表比较指皮和背皮光镜下的结构特点。

3. 头皮

（1）目的：了解头皮与指皮、背皮的区别，并重点观察毛发、皮脂腺、立毛肌的构造。

（2）材料与方法：人的头皮，Zenker 液固定，火棉胶切片，HE 染色。

（3）肉眼观察：为一块长条形的组织，一面为蓝紫色的细线即为表皮，表皮下面染成红色的为真皮，真皮下面为皮下的疏松结缔组织。在真皮中有一些斜行蓝紫色的结构即为毛囊，毛囊包裹着毛根。

（4）低倍镜观察

1）表皮：是角化的复层扁平上皮，较薄，角质层也薄，有些部位可见表皮下陷而成毛囊，囊内包裹着毛根（毛的结构参见本章示教）。整个上皮凹凸不平，其基底细胞内可含有黑色素颗粒（这些颗粒来源于什么细胞?）。

2）真皮：较薄，由致密结缔组织组成，其内含许多毛囊、汗腺、皮脂腺及立毛肌。

3）皮下组织：为大量的脂肪组织，毛囊、汗腺可伸至此层。

（5）高倍镜观察

1）皮脂腺：位于毛囊一侧，由复层腺上皮围成。皮脂腺的周围部有成层排列的基细胞，细胞体积小，着色较深。其内部含有许多较大的圆形或多边形细胞，核小而染色深，位于细胞中央，胞质内充满空泡，是已被溶解的脂滴。皮脂腺开口于毛囊上 1/3 处，导管短，由复层扁平上皮组成。

2）立毛肌：位于毛囊的钝角侧，为一束平滑肌，其一端附着在毛囊的结缔组织鞘，另一端则附于真皮乳头层。

三、示教

毛发

（1）目的：观察毛发（hair）的组织结构。

（2）材料与方法：人的头皮，Zenker 液固定，顺毛长轴做纵断火棉胶切片，HE 染色。

（3）低倍镜观察：毛发可分为毛干、毛根两个部分。

1）毛干：为伸出皮肤表面的部分。

2）毛根：为埋藏在皮肤内的部分。

二者的组织结构基本相同，镜下呈棕褐色的粗条，由髓质、皮质和毛小皮构成，细胞界限不易分辨，毛根由毛囊所包裹。

（4）高倍镜观察

1）毛发

A. 毛髓质：为毛的中轴，可红染，由一两排近于立方而不完全角化的上皮细胞组成，细胞内含有细胞核的残迹和色素等（此结构在光镜下较难见到）。

B. 毛皮质：由数层角化的上皮细胞组成。呈黄色，含黑色素，近毛球处胞质红染。毛根下部皮质细胞尚有杆状细胞核，至毛干部细胞核渐消失。

C. 毛小皮：被覆于毛的外表面，细胞呈薄板状、叠瓦状排列，黄色透明，无核，无色素，或染为蓝色。

2）毛囊：为包裹在毛根外面的管状上皮鞘，外包有玻璃膜和结缔组织鞘，上皮鞘由内向外可分为内根鞘和外根鞘两层，其下端膨大呈球状，称为毛球，上端与表皮续连。

A. 内根鞘：靠近毛囊腔的一面，着色很红而透明，不易见到细胞界限。此层相当于表皮的角质层和颗粒层。

B. 外根鞘：在内根鞘之外，由数层多角形细胞及最外一层较整齐的基底细胞组成，此层相当于表皮的基底层和棘细胞层，并于毛囊口附近与表皮的这二层相连续。另外在外根鞘的外面还有一层粉红色透明的膜，称为玻璃膜，相当于增厚的基膜。在玻璃膜的外侧，纤维性结缔组织密集而形成结缔组织鞘。

3）毛球：毛根和毛囊末端膨大，为一群增殖和分化能力很强的细胞组成，是毛发及毛囊的生长点。结缔组织、毛细血管及神经末梢突入毛球底部的凹陷处，称毛乳头。

四、小结

1. 皮肤的知识概要

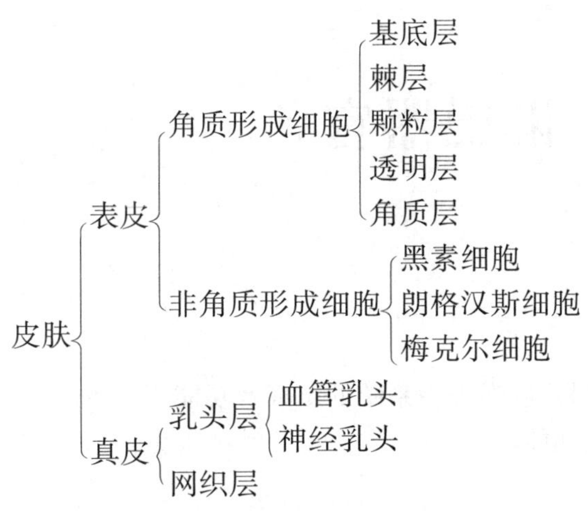

2. 皮肤表层各层的比较

名称	位置	细胞形态	细胞核	细胞层数	细胞连接	功能
基底层	附于基膜上	低柱状	卵圆形	1 层	桥粒，半桥粒	分裂增生能力强
棘层	基底层浅部	多边形	圆形	4～10 层	桥粒	保护
颗粒层	棘层浅部	梭形	圆形	2～5 层	桥粒	保护
透明层	颗粒层浅部	扁平形，界限不清	退化消失	几层（2～3 层）	桥粒	保护
角质层	表皮的最浅层	扁平形，界限不清	无	多层（几层至几十层）	浅部桥粒消失	屏障保护

3. 皮肤的附属器

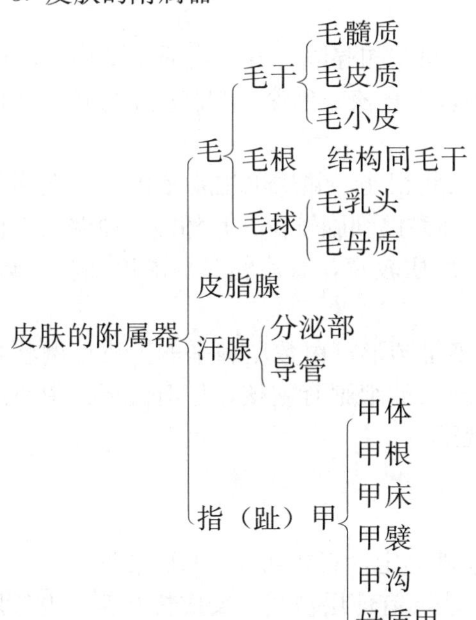

（张鸿雁　霍兴华）

第八章　淋巴器官

一、实验目的

1. 了解淋巴器官的组成及功能。

2. 了解淋巴细胞的分类及功能，掌握单核-巨噬细胞系统的组成及功能。

3. 掌握胸腺、淋巴结、脾的组织结构及功能。

4. 了解扁桃体的结构及功能。

二、标本观察

1. 胸腺

（1）目的：掌握胸腺的组织结构。

（2）材料与方法：胎儿胸腺，Susa 液固定，石蜡切片，HE 染色。

（3）肉眼观察：沿标本凸面可见粉红色的被膜，并见一些粉红色条纹由被膜伸到胸腺内部，这些条纹是胸腺隔，它们将胸腺实质分成许多不完全分隔的胸腺小叶。胸腺实质分为皮质和髓质两部分。在小叶周边着深紫色的是皮质，在小叶中央着色较浅的为髓质，皮质不完全包裹每个小叶的髓质，相邻小叶的髓质彼此相连。

（4）低倍镜观察：胸腺标本以低倍镜观察为主，辨认其各部分结构，并分析与淋巴结、脾的结构有何异同点。

1）被膜和胸腺隔：由结缔组织构成，胶原纤维着粉红色，在纤维之间可见成纤维细胞的细胞核。

2）皮质：位于小叶的周边，相邻小叶的皮质之间有胸腺隔分开。皮质主要由星状的上皮性网状细胞和圆形的淋巴细胞所组成，淋巴细胞多而且核染色深，细胞质嗜碱性，故皮质着色较深。

3）髓质：位于小叶的深部，相邻小叶的髓质彼此相连，髓质也主要是由上皮性网状细胞和淋巴细胞组成，但由于上皮性网状细胞较多，而淋巴细胞较少并且稀疏，故髓质着色较浅。髓质上皮性网状细胞的体积较大，形态多样，胞质较宽，着浅粉色。淋巴细胞呈圆形，胞核染色较深，胞质少而着色不明显。

4）胸腺小体：髓质内散在分布着胸腺小体，多呈圆形，由数层扁平的上皮性网状细胞同心圆环抱形成（细胞层数不易分辨），胸腺小体外层的细胞有胞核，呈新月形，中心的细胞常退化，嗜酸性较强。低倍镜观察后换高倍镜观察。

2. 淋巴结

（1）目的：掌握淋巴结的组织结构。

（2）材料与方法：兔淋巴结，Susa 液或 Helly 液固定，石蜡切片，HE 染色。

（3）肉眼观察：淋巴结是豆形的实质性器官，表面有薄层被膜，染成粉红色。内部是淋巴结实质，根据部位和染色性质的不同分为皮质和髓质。皮质位于被膜下，即实质的周围部分，着深蓝紫色；髓质位于皮质的深部，即实质的中央部分，着浅蓝紫色。有的标本在淋巴结的一侧有凹陷而无皮质结构，该处为淋巴结门。

（4）低倍镜观察

1）被膜：由较致密的结缔组织组成，其中的胶原纤维染成粉红色。成纤维细胞的胞核呈扁圆形，着蓝紫色，其胞质不易看清。在淋巴结的凸侧可见输入淋巴管穿过被膜进入被膜下淋巴窦，在淋巴结门可见输出淋巴管，有动脉和静脉出入。此外可见粉红色索状结缔组织自被膜伸入到实质内，这就是小梁，构成实质的粗网架结构。

2）皮质

A. 淋巴小结（lymphoid nodule）：是由密集的淋巴组织构成的球形结构，有多个，成单层分布于皮质浅层。淋巴小结的周围部着色较深，主要由密集的小淋巴细胞排列而成。淋巴小结的中央着色较浅处，称为生发中心，主要由体积较大的原淋巴细胞（淋巴母细胞）、幼淋巴细胞、巨噬细胞等组成，发育完好的淋巴小结生发中心可分两极，近内侧为暗区，外侧为明区。明区顶端覆盖有一半月形小淋巴细胞层，染色深，形如帽状，称淋巴小结帽。

B. 胸腺依赖区（thymus-dependent area）：又称为副皮质区，为分布于淋巴小结之间和皮质深层的弥散淋巴组织，以小淋巴细胞为主，呈弥散分布。

C. 皮质淋巴窦（皮窦）：分布于被膜与淋巴组织之间的称被膜下淋巴窦，位于小梁与淋巴组织之间的称小梁周窦。皮质窦一般较狭窄，在低倍镜下不易辨认，可根据其位置关系，结构疏松含淋巴细胞稀少以致着色较浅的特征，予以定位。

3）髓质

A. 小梁：由结缔组织构成。其胶原纤维着粉红色，小梁粗细不等，在切片中可被切成长条形、圆形、椭圆形或分枝状，小梁内可见血管断面。

B. 淋巴索或称髓索：是由密集的淋巴组织构成的条索状结构，彼此相连。在切片中，淋巴索着深蓝紫色，粗细不等，形态不规则，可呈长条形或分枝状。淋巴索内以小淋巴细胞为主，密集分布，其间可见浆细胞，淋巴索内亦可见血管断面。

C. 髓质淋巴窦（lymphatic sinus）：或称髓窦，明显可见，为走行于淋巴索之间和淋巴索与小梁之间的浅色区域，其形态迂曲，窦腔较宽，并且分枝吻合成网。窦腔内有网状组织，星状的网状细胞以胞突相连，网眼中有少量的游离巨噬细胞和淋巴细胞，窦壁为扁平的网状细胞，称为淋巴窦内皮，附着于淋巴索及小梁表面。

（5）高倍镜观察：在低倍镜观察的基础上转换高倍镜重点观察以下结构。

1）皮质

淋巴小结：在淋巴小结的外侧密集分布着许多小淋巴细胞，其细胞核小，呈圆形或肾形，核膜及染色质清楚，但核仁小而不明显，胞质很少且着色浅，因而细胞轮廓不易看清，此结构为淋巴小结帽。在淋巴小结的生发中心，主要是体积较大的圆形的淋巴细胞和幼淋巴细胞，与小淋巴细胞相比，它们的胞核大，呈圆形或卵圆形，而且核仁明显，胞质也较多，并且可见到有丝分裂象。此外，还散在一些巨噬细胞，体积较大，形态不甚规则，细胞核较大，呈圆形或卵圆形或不规则形，胞质较多，可含染成蓝色的被吞噬消化的物质团块。其生发中心内侧份为暗区，多为大淋巴细胞，外侧份为明区，多为中等大小的淋巴细胞和树突状细胞、巨噬细胞。

2）髓质

A. 淋巴索：以小淋巴细胞为主。索内可见浆细胞，其特点为：细胞圆形或椭圆形，胞质较宽且嗜碱性强，胞核圆形，周围有一浅染区，染色质凝聚成块状，多靠近核膜呈辐射状分布，状似车轮。

B. 髓窦：窦壁为扁平的网状细胞围成，附于淋巴索及小梁表面，它的胞核扁，胞质薄，窦腔内分布着星形多突的网状细胞，其细胞核较大，呈圆或椭圆形，胞质弱嗜酸性，网状细胞以胞突彼此相连在网眼中可见少量游离的淋巴细胞及巨噬细胞，游离的巨噬细胞胞体较大，呈卵圆形，胞核较大呈圆形，胞质较宽，嗜酸性较强。

3. 脾

(1) 目的：掌握脾的组织结构。

(2) 材料与方法：人的脾，Susa液固定，石蜡切片，HE染色。

(3) 肉眼观察：标本的一侧表面有染成粉红色的被膜，被膜以下是实质，脾实质又称脾髓，实质的大部分呈紫红色是红髓，其中散在分布的深蓝紫色球团或条索状结构是白髓，在脾髓中可见粉红色的团块或条状物，是脾小梁。

(4) 低倍镜观察

1) 被膜：由较厚的致密结缔组织组成，含有弹性纤维和少量平滑肌细胞。被膜外面覆盖着间皮，被膜结缔组织伸入实质，形成脾小梁。脾小梁内亦有许多平滑肌细胞，脾门部的结缔组织也伸入实质内形成小梁。

2) 实质

A. 白髓（white pulp）：散在分布于红髓内，染成深蓝紫色，主要由密集的淋巴组织构成。可分为两个部分：

a. 动脉周围淋巴鞘（简称淋巴鞘）：沿中央动脉分布，为密集的淋巴组织，呈长筒状紧包在中央动脉周围。由于动脉走行方向不一，可见淋巴鞘的纵、横、斜断面，并有分支的断面，断面中央有中央动脉。淋巴细胞以小型为主，排列密集。

b. 脾小结：为脾内的淋巴小结，位于动脉周围淋巴鞘的一侧，此处白髓的直径大于单纯的动脉周围淋巴鞘，中央动脉位于脾小结的一侧而呈偏心位置。脾小结常有生发中心，此处着色较浅，淋巴细胞较大，脾小结也可分出淋巴小结帽、明区及暗区，帽朝向红髓。

B. 红髓：(red pulp)：范围广，约占脾实质的2/3，分布于白髓之间及白髓与脾小梁之间。可分为两个部分：

a. 脾窦（即血窦）：走行迂曲，窦腔大小视血液充盈程度而定。窦腔内有的空虚，有的含血细胞，以红细胞居多，窦壁附于脾索，当窦腔空虚时较易辨认。

b. 脾索：位于相邻的脾窦之间，呈分枝条索状，主要由网状组织构成，网眼中含有各种血细胞、巨噬细胞、浆细胞。脾索内，无核红细胞和有核的其他细胞均较多，并且间杂分布，密集相邻接，故着色红、蓝相间，可据此与脾血窦、白髓相区别。

C. 边缘区：位于白髓与红髓交界处，宽约100μm，该区的淋巴组织较白髓稀疏，但较红髓密集，并含有较多的巨噬细胞。

在红髓中有小梁穿行，小梁染成粉红色，因切面不同可呈长条状、分枝状或圆形，其结构与被膜结缔组织相同，小梁内有小梁动脉和小梁静脉。

(5) 高倍镜观察：在低倍镜观察的基础上，转换高倍镜重点观察以下结构。

1) 动脉周围淋巴鞘：淋巴组织以小淋巴细胞为主，密集分布，淋巴鞘的中央有中央动脉，可见各种断面，动脉壁的内膜可见内皮和内弹性膜，中膜可见环形平滑肌。

2) 脾小结：主要由淋巴细胞密集而成，可见网状细胞、淋巴细胞、巨噬细胞等。功能活跃的脾小结可见淋巴小结帽、明区和暗区，结构和淋巴结内淋巴小结相似。

3）脾窦：窦壁内皮细胞为长杆状，沿脾窦长轴平行排列，细胞核所在处胞体向窦腔内隆起，内皮细胞之间有小间隙，窦腔内可有血细胞，以红细胞占多数。

4）脾索：位于脾窦之间，呈不规则条索状，主要由网状组织构成，网眼中含有很多红细胞、粒细胞、单核细胞、巨噬细胞、淋巴细胞、浆细胞。其中，有些细胞的形态特征明显而容易辨认，有些细胞则不易识别。脾索内有笔毛动脉及其分支，不要求一一辨认。

5）小梁：在红髓中可见小梁的不同断面，由结缔组织构成，内有弹性纤维及少量平滑肌细胞，并可见腔小、壁厚的小梁动脉和腔大、壁薄的小梁静脉。

三、示教

1. 脾血窦

（1）目的：了解脾窦的形态特点和巨噬细胞的吞噬功能。

（2）材料与方法：苯中毒家兔的脾，Helly 液固定，石蜡切片，HE 染色。

（3）高倍镜观察

脾窦：脾窦壁由与脾窦长轴平行排列的长杆状内皮细胞构成。在脾窦的横断面上，内皮细胞形似铁轨的横断面，有的细胞切到胞核，有的细胞没有切到胞核。而脾窦的纵断面，内皮细胞较长，脾窦腔内含有红细胞、白细胞、巨噬细胞等。

2. 腭扁桃体

（1）目的：了解腭扁桃体的结构，会辨认腭扁桃体标本。

（2）材料与方法：人的腭扁桃体，Susa 液固定，石蜡切片，HE 染色。

（3）肉眼观察：标本的一侧是扁桃体的表面（游离面），可见一层紫红色的黏膜上皮及上皮下的薄层粉红色的固有层，标本的另一侧是扁桃体的底面，可见粉红色的被膜包裹。沿黏膜上皮观察，可见上皮向扁桃体内部的结缔组织中凹陷，形成扁桃体陷窝。在陷窝周围及固有层深侧可见着蓝紫色的结构，为淋巴组织。

（4）低倍镜观察

A. 黏膜上皮和陷窝：在扁桃体的外表面被覆着黏膜上皮，它是由复层扁平上皮构成。可见由上皮陷入扁桃体内部所形成的陷窝，上皮也是复层扁平上皮，上皮内可见侵入的淋巴细胞。

B. 淋巴组织：在陷窝周围和黏膜上皮深部，可见密集分布的淋巴小结和弥散淋巴组织，淋巴小结可有生发中心。

C. 被膜：在扁桃体的底面包裹着由结缔组织构成的被膜，着粉红色。在被膜外，可见一些黏液腺、骨骼肌等。

四、小结

1. 免疫系统知识概要

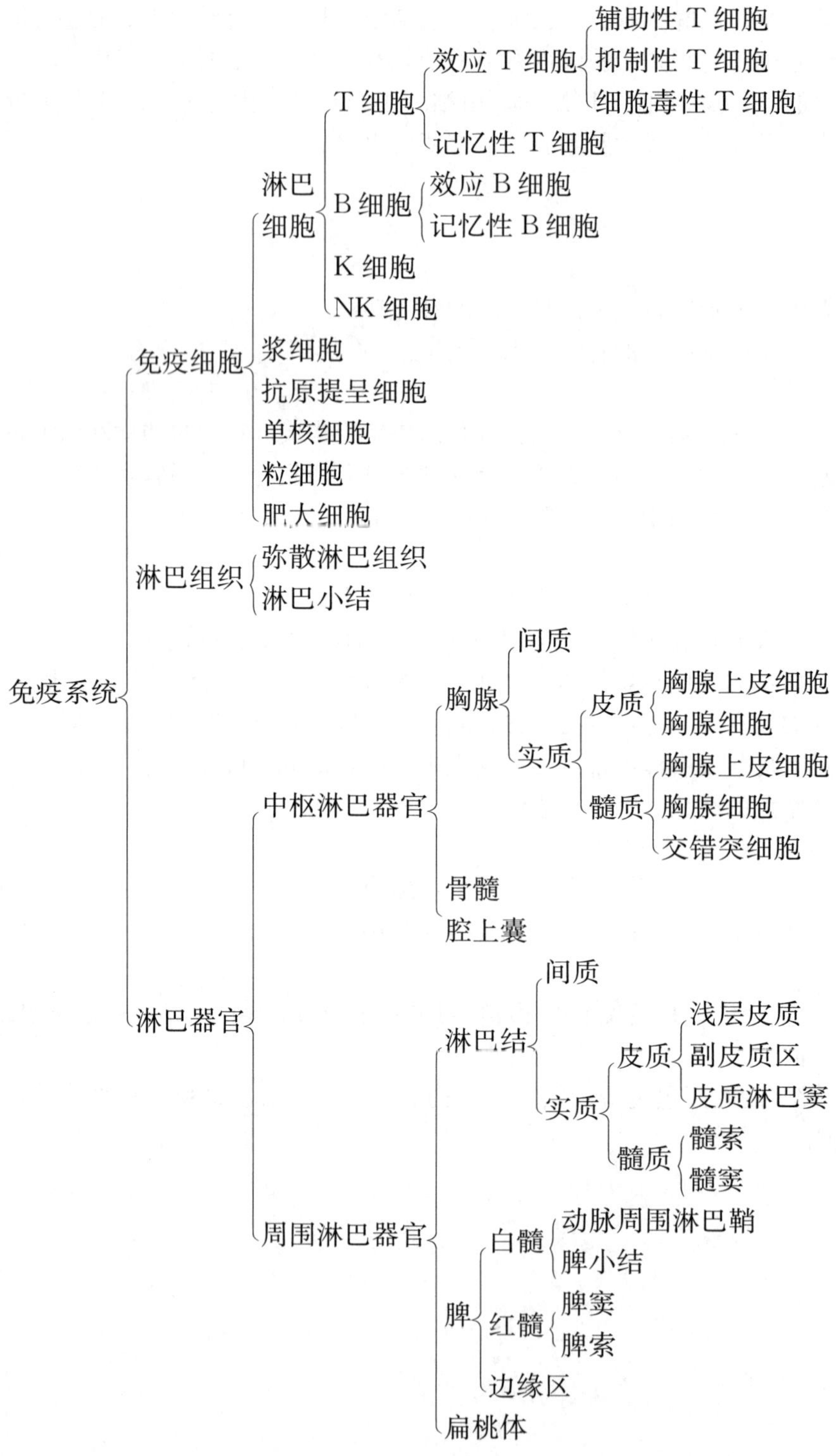

2. 淋巴器官的比较表

名称	胸腺	淋巴结	脾	扁桃体
被膜	薄层结缔组织，伸入实质形成小叶间隔	薄层致密结缔组织，伸入实质形成小梁	较厚的致密结缔组织，内含平滑肌，表面有间皮，伸入实质，形成小梁	表面为复层扁平上皮，深部为致密结缔组织
实质	胸腺小叶，分皮质和髓质	皮质和髓质	白髓、边缘区和红髓	陷窝周围为淋巴小结，深部为弥散淋巴组织
胸腺小体	有，髓质内	无	无	无
淋巴小结	无	有（B细胞）	有（B细胞）	有（B细胞）
胸腺依赖区		副皮质区（T细胞）	动脉周围淋巴鞘（T细胞）	弥散淋巴组织
边缘区	无	无	有	无
淋巴索	无	髓索（B细胞）	髓索（B细胞）	无
淋巴窦	无	皮质、髓质淋巴窦	无	无
血窦	无	无	脾血窦	无
窦内容物	无	淋巴液、网状组织、巨噬细胞	血液	无
功能	分泌多种激素 培育T细胞	免疫应答 过滤淋巴液	滤血、造血 储血、免疫	局部免疫应答

（霍兴华　张菁华）

第九章　消化系统

第一节　消化管

一、实验目的

1. 掌握消化管的基本结构。
2. 了解口腔黏膜、舌、牙的结构。
3. 重点掌握食管、胃、肠的结构及功能。
4. 了解胃肠道内分泌细胞的结构及功能。

二、标本观察

1. 食管

（1）目的：掌握食管的结构，重点体会消化管的四层构造。

（2）材料与方法：人的食管，Zenker 液固定，横断石蜡切片，HE 染色。

（3）肉眼观察：食管腔呈不规则腔隙，其腔面起伏不平的一层深紫色带为上皮，上皮之外是管壁的其他各层。

（4）低倍镜观察

1）黏膜（tunica mucosa）：上皮为复层扁平上皮，固有层乳头很高，突入上皮基底部，有的地方因切面关系，乳头似在上皮内，但紧贴乳头结缔组织的是上皮基底层细胞为其特点。固有层着粉红色，纤维致密，其中杂有染为蓝色的成纤维细胞核和小的血管、淋巴管及食管腺导管等。黏膜肌层是一层纵行的平滑肌，在食管横断面上肌细胞也呈横断面。

2）黏膜下层（tunica submucosa）：为疏松结缔组织，着粉红色，纤维比较粗大，除细胞外，还有较大的血管。此外，可见此层有黏液性的复管泡状腺即食管腺。腺泡呈圆形、卵圆形或不规则形，腺腔很小，腺细胞呈柱状或锥状，胞质着浅蓝色，核染色深，呈半月状位于细胞基底部。腺体小导管由单层立方或柱状上皮围成，大导管则由复层柱状以至复层扁平上皮围成。

3）肌层（tunica muscularis）：根据取材部位的不同，其肌组织类型不同。若取自上1/3部分，则为骨骼肌；若取自食管下 1/3 部分，则为平滑肌；若取自中 1/3 部分，则出现这两种肌组织的混合。它们一般可分为内环、外纵两层，两层之间由结缔组织分隔，其中可见肌间神经丛（你所观察的标本取自食管的哪个部分?）。

4）外膜：为疏松结缔组织构成的纤维膜。

2. 食管-贲门

（1）目的：了解食管与胃贲门交界处组织结构的变化。

（2）材料与方法：取人食管与胃贲门交界处组织，Zenker 液固定，纵断石蜡切片，HE 染色。

（3）肉眼观察：为一块长方形组织，一面是高低不平且染色较深的黏膜，其余为食管-贲门壁的黏膜下层、肌层和外膜。

（4）低倍镜观察

1）黏膜：重点观察上皮，食管端为复层扁平上皮，贲门部为单层柱状上皮，二者在食管-贲门交界处突然变化，分界十分明显。另外贲门的单层柱状上皮还凹陷形成胃小凹，上皮深部为固有层，在贲门部含有大量贲门腺（cardiac gland），少量结缔组织夹在腺体之间。贲门腺为单管腺或分支管状腺，腺管比较弯曲，因此所见腺的横断面相对较多，腺体直接开口于胃小凹底部，此腺主要由黏液性腺细胞组成，可见夹杂有壁细胞。黏膜肌在食管端为一层纵行平滑肌，近贲门处渐增厚，并渐移行为胃的黏膜肌即呈内环、外纵两层。

2）黏膜下层及肌层：均移行为胃的结构，具体见标本胃底。

3）外膜：在食管端为纤维膜，近贲门处则由浆膜覆盖。

3. 胃底

（1）目的

1）掌握胃底的四层结构。

2）重点观察并掌握胃底黏膜结构及功能的关系。

（2）材料与方法：取人的胃底部组织，Zenker 液固定，石蜡切片，HE 染色。

（3）肉眼观察：为一块长条形组织，一面呈高低不平显紫色者是黏膜，另一面染成粉红色者为胃壁的黏膜下层、肌层、浆膜。

（4）低倍镜观察：分清胃壁四层结构的界限。

1）黏膜：靠近腔面，表面由单层柱状上皮覆盖，有许多较浅的上皮凹陷即胃小凹。上皮下方为固有层，其中大部分由胃底腺（gastric gland）所占据，结缔组织很少，被挤在腺体之间（如猫胃，则在其固有层深部有一条粉红色的胶原纤维带，后者具有加强胃的坚韧性的作用）。固有层下可见两或三层平滑肌，为黏膜肌层，这些肌纤维的排列为内环、外纵或内环、中纵、外环。

2）黏膜下层：位于黏膜肌层下方，由疏松结缔组织构成，其中常见较大的血管，间或可见黏膜下神经丛（麦氏神经丛）。

3）肌层：为平滑肌，其肌纤维排列成两或三层，为内环、外纵或内斜、中环、外纵。在环行和纵行平滑肌间可见肌间神经丛（欧氏神经丛）。

4）浆膜：由间皮和间皮下薄层疏松结缔组织组成。

（5）高倍镜观察：进一步仔细观察胃底黏膜的构造，可见其固有层有很多胃底腺的断面。胃底腺是分支或不分支的单管状腺，开口于胃小凹，它在标本上被切成圆形、卵圆形、或长条形（为什么?）。选择胃底腺的纵断面观察下列各种细胞。

1）主细胞（chief cell）：是胃底腺的主要细胞，数目最多，分布于胃底腺的体和底部。细胞呈柱状，细胞核圆形，位于细胞的底部，胞质底部嗜碱性，染成紫蓝色（电镜下是什么结构？作用是什么?）。细胞顶部含有大量的酶原颗粒（酶原颗粒在此标本中能否看到，为什么?）。这种细胞分泌胃蛋白酶原，故又称之为胃酶细胞（zymogenic cell）。

2）壁细胞（parietal cell）：较主细胞少，多分布于胃底腺的颈部和体部。胞体较大呈圆形或三角形，细胞核圆形，位于细胞的中央，有时可见双核。胞质呈嗜酸性，染成深红色，此细胞分泌盐酸，故又称泌酸细胞或盐酸细胞（细胞顶部能否见到细胞内分泌小管？在电镜下，此细胞有何特点?）。

3）颈黏液细胞：数量较少，主要位于胃底腺的颈部，夹在壁细胞之间。细胞界限不易分清，细胞呈柱状或烧瓶状，细胞核呈扁圆形，位于基底部，胞质染色甚浅，故须仔细观察方可辨认。

4）内分泌细胞：此标本能否看到？为什么？

4. 小肠

（1）目的

1）掌握小肠壁的四层结构。

2）重点观察并掌握小肠黏膜的构造。

（2）材料与方法：人的小肠，Susa 液固定，石蜡切片，HE 染色。

（3）肉眼观察：切片中染成蓝紫色有较大突起的一面为黏膜，这些较大突起为小肠皱襞。仔细观察，在这些小肠皱襞上还可见无数的指状小突起，这些小突起即为小肠绒毛。

（4）低倍镜观察：分清小肠壁的四层膜。

1）黏膜：黏膜表面有指状突起，突向管腔，是小肠绒毛（villi）。小肠绒毛形状不一，以十二指肠和空肠上端最为发达，十二指肠的绒毛呈叶状，空肠绒毛呈指状，回肠绒毛呈锥状，判断此标本的绒毛为小肠的哪一段？在固有层中可见腺的不同断面，此即为肠腺（intestinal gland）。固有层下方的黏膜肌层由两层平滑肌（内环、外纵）组成。

2）黏膜下层：在黏膜下方，由较疏松的结缔组织构成，其中有血管、淋巴管和黏膜下神经丛等。

3）肌层：在黏膜下层下方，由两层平滑肌组成（内环、外纵），两层间常见肌间神经丛。

4）浆膜：在肌层外面，由少量疏松结缔组织和间皮组成。

（5）高倍镜观察：重点观察以下结构：

1）小肠绒毛：为指状的黏膜突起，突向管腔。覆盖绒毛表面的是单层柱状上皮，在柱状的吸收细胞之间夹杂有杯状细胞。吸收细胞顶部有纹状缘（上皮组织实验时，已见过此种上皮，请复习一下）。绒毛中轴是固有层，其中央有时可见中央乳糜管，此外，还可见毛细血管、平滑肌纤维、淋巴细胞。分散的平滑肌纤维沿绒毛中轴纵行排列，它们与绒毛的运动有关。

2）小肠腺：为单管状腺，由相邻绒毛根部之间的上皮下陷到固有层内而成，选择一断面观察小肠腺的细胞（注意：若小肠腺被横断，其结构为上皮围着空的腺腔，而固有层位于上皮外周；但若是小肠绒毛横断，其结构为固有层位于中央，而上皮位于外围）。

A. 柱状细胞：又称吸收细胞（absorptive cell），见“上皮组织”的内容。

B. 杯状细胞（goblet cell）：位于吸收细胞之间，呈高脚酒杯状，细胞质顶部充满黏液性分泌颗粒，在制片过程中分泌颗粒溶解而呈空泡状，基底部较细窄，细胞核位于基底部，常为较小的三角形或扁圆形，染色质浓密，着色较深。

C. 潘氏细胞（paneth cell）：位于肠腺底端，常三五成群，细胞呈锥体形，胞质顶部含有粗大的嗜酸性颗粒，染成红色。

D. 嗜银细胞（内分泌细胞）：在此普通染色标本上不能见到。

5. 幽门-十二指肠

（1）目的

1）分清幽门与十二指肠的结构。

2）观察十二指肠的结构特点。

（2）材料与方法：人的胃幽门与十二指肠连接处，Susa 液固定，纵断石蜡切片，HE 染色。

（3）肉眼观察：黏膜表面有较高突起，肌层较薄的一侧是十二指肠部分，另一侧为幽门部分。

（4）低倍镜观察

1）黏膜：幽门处胃小凹较深而大，腔也大，其深度可占整个黏膜厚度的二分之一。固有层中幽门腺（pyloric gland）为分支管状腺，开口于胃小凹，此腺之腺细胞胞质浅染，细胞核位于基底部（为什么?）。由于腺体分支较多且弯曲，所以切片上很少见到纵断面。十二指肠的绒毛呈叶状，突向管腔。固有层中可见肠腺断面。幽门-十二指肠的黏膜肌层均为内环、外纵两层平滑肌组成。

2）黏膜下层：成于疏松结缔组织，含血管、神经。在十二指肠处有十二指肠腺，为黏液性腺。

3）肌层和浆膜：均与小肠相同，在幽门处环行平滑肌增厚，形成幽门括约肌。

（5）高倍镜观察：重点观察十二指肠腺。十二指肠腺为分支管泡状腺（标本上只见腺体的断面），其腺细胞为黏液性腺细胞，呈低柱状。细胞核圆或扁圆形，靠近细胞基部。胞质染色浅，腺导管由单层柱状上皮组成，管腔较大并穿过黏膜肌层开口于肠腺之底部或绒毛之间。有时可以看到开口于绒毛之间的十二指肠腺导管。

6. 结肠

（1）目的

1）掌握结肠的构造。

2）注意消化管黏膜的连续变化。

（2）材料与方法：人的结肠，Susa 液固定，石蜡切片，HE 染色。

（3）肉眼观察：一面凹凸不平，染成蓝紫色的是黏膜，另一面染为粉红色的是肠壁的其他结构。

（4）低倍镜观察

1）黏膜：无绒毛。上皮以下固有层中充满大量肠腺，大肠腺为单直管状腺，开口于黏膜表面，在固有层结缔组织中可见到孤立的淋巴小结和弥散淋巴组织。

2）黏膜下层：为疏松结缔组织，其内有较大的血管和黏膜下神经丛等。

3）肌层：为内环、外纵两层平滑肌。在外纵行的平滑肌中，可见有 1～2 处肌层增厚，为结肠带。两肌层间有少量结缔组织和肌间神经丛。

4）浆膜：外表覆盖一层间皮细胞，间皮下结缔组织内富于脂肪组织，可形成突出于表面的突起，称之为肠脂垂（此标本上不一定切到）。

（5）高倍镜观察

1）结肠上皮和肠腺均为单层柱状上皮，柱状细胞的纹状缘不如小肠明显。在肠上皮及腺上皮细胞间夹杂有大量杯状细胞，但无潘氏细胞。

2）单管状的大肠腺在切片上可被纵切成管状，或横切、斜切成几个椭圆形。大肠腺的嗜银细胞在此标本上不能显示出来（需特殊染色法方可显示，参见本章示教）。

7. 阑尾

（1）目的：掌握阑尾的一般结构。

（2）材料与方法：人手术摘除的阑尾，Susa 液固定，横断石蜡切片，HE 染色。

（3）肉眼观察：腔面不整齐的紫色层是黏膜及近黏膜的黏膜下层，外面环绕的粉红色部分为黏膜下层、肌层、浆膜。

（4）低倍镜观察：分清阑尾四层结构。

黏膜构造类似结肠，但固有层内肠腺很少，淋巴细胞和淋巴小结很发达，有时侵入黏膜下层，以致黏膜肌层很不完整，黏膜下层含大量淋巴组织及脂肪细胞。肌层的内环层较厚，外纵层较薄，没有结肠带，外膜即浆膜。

（5）高倍镜观察：黏膜上皮及肠腺中的杯状细胞较少，黏膜肌层由于固有层及黏膜下层的淋巴组织较为发达以致断断续续很不完整。淋巴小结的生发中心和暗区、明区及帽部很明显。

三、示教

1. 中央乳糜管

（1）目的：重点观察小肠的中央乳糜管。

（2）材料与方法：用生猪油喂豚鼠，然后取其小肠，固定在 AOB 液中（3%重铬酸钾 8ml，2%锇酸 2ml，冰醋酸 1 滴），做成石蜡切片。

（3）高倍镜观察：本方法可将脂滴染成黑色。豚鼠喂油脂后，其肠道中的胰脂肪酶水解油脂，水解后的产物被小肠吸收细胞所吸收，并在终末网以下胞质中重新合成脂肪，而后经过固有层结缔组织输入中央乳糜管。故借染脂肪可将中央乳糜管和吸收细胞游离端的纹状缘（电镜下为微绒毛）及胞质内的脂滴显示出来。

1）小肠上皮吸收细胞游离端可见被染成黑色。

2）小肠上皮吸收细胞内有许多大小不等的黑色脂滴。

3）中央乳糜管位于小肠绒毛中轴的结缔组织内，中央乳糜管被纵切，管壁的构造不能显示，腔内充满了被染成黑色的脂肪。

2. 肠嗜银细胞

（1）目的：观察小肠上皮的嗜银细胞即内分泌细胞。

（2）材料与方法：人小肠，甲醛液固定，石蜡切片，Fontana 银液浸染。

（3）低倍镜观察：选择小肠绒毛或肠腺，在其上皮中找到含有深棕黄色颗粒的细胞，换高倍镜进一步观察。

（4）高倍镜观察：细胞呈柱状或锥体形。胞质中含许多粗大深棕色的嗜银颗粒，多位于细胞基底部；细胞核圆形，着浅棕黄色，有时嗜银颗粒很多，以致细胞核的轮廓分辨不清。

3. 肠肌间神经丛

（1）目的：了解肠道肌间神经丛的分布与形态构造，并联系其功能。

（2）材料与方法：取兔肠，两端结扎，于肠腔内注入丙酮，并将肠管固定于丙酮内，3～4日后，用蒸馏水冲洗，从小肠环行和纵行肌层间撕开，取带有外纵肌层的部分放入以下液内，37℃，孵育 5～6 天：

醋酸缓冲液 pH4.7～5.0	10ml
3% $Pb(NO_3)_2$	10ml
蒸馏水	80ml

孵育完毕，于蒸馏水内冲洗数次，共 15～20min，再放入 0.1～0.5% Na_2S〔或

$(NH_4)_2S$〕内 1min，切片立即变黑。再经脱水、透明、封固。

（3）低倍镜观察：可见肌间神经丛的神经元为星状多突起，其胞体及突起呈棕黑色，细胞核区无色。胞体成群存在，为多极神经元或双极神经元，属副交感神经系统的节后神经元。胞突组成无髓神经纤维束，交织成网。

（4）高倍镜观察：有时可见胞体和树突内的神经原纤维。

由此观察，试想其功能如何。

4. 口唇

（1）目的：观察口唇的组织结构。

（2）材料与方法：人口唇，Susa 液固定，石蜡切片，HE 染色。

（3）肉眼观察：可见标本的三面均由染成蓝紫色的上皮覆盖，一侧的上皮较厚，为口唇的口腔面黏膜上皮，另一侧的上皮较薄，基底部不平整，为口唇外面皮肤的表皮。口唇中央红染者为口轮匝肌。

（4）低倍镜观察：由黏膜侧开始，可分为黏膜、黏膜下层、肌层、皮肤四层。

1）黏膜：由未角化的复层扁平上皮和固有层组成。固有层向上皮深面形成许多圆锥形突起，称固有层乳头。

2）黏膜下层：为疏松结缔组织，内含血管、神经和唇腺。唇腺为小型混合腺。

3）肌层：较厚，为骨骼肌，主要为环形的口轮匝肌。

4）皮肤：与体皮结构相似，在皮肤与黏膜移行部分为唇红部，结构与黏膜相似，唯乳头较高，毛细血管也较丰富，在此处也缺少毛发和汗腺。

5. 舌

（1）目的

1）观察舌的一般构造。

2）重点认识轮廓乳头及丝状乳头。

（2）材料与方法：取动物舌背部近人字缝处的一小块组织，Susa 液固定，石蜡切片，HE 染色。

（3）肉眼观察：呈起伏不平、染深蓝色的边缘部分是舌的背面，蓝色的上皮和粉红色的固有层构成口腔黏膜。在轮廓乳头的中央，大而圆的突起称之为轮，轮两侧黏膜向下凹陷形成环沟，沟外黏膜再向上隆起形成廓，轮、沟、廓共同组成轮廓乳头。丝状乳头为较细小的突起。黏膜下有染成红色的舌肌，肌组织之间有染成浅红色的结缔组织，还有许多深染成团的舌腺夹在肌组织之间。

（4）低倍镜观察

1）舌黏膜：由复层扁平上皮和固有层组成。黏膜表面有许多乳头状隆起即为舌乳头。

A. 轮廓乳头：找到轮、沟、廓后进一步观察。

a. 复层扁平上皮：位于乳头的表面，其表面并未完全角化，仍可见有细胞核，上皮基底部起伏不平，在沟壁的上皮内，有染色浅的卵圆形小体，称之为味蕾。

b. 固有层：位于上皮下面，为染成粉红色的结缔组织，内有成纤维细胞和小血管的断面，还有味腺导管及位于轮廓乳头沟底附近的味腺。味腺导管周围常有弥散的淋巴组织。

c. 味腺：为浆液性腺。腺细胞呈锥体状，胞质呈粉紫色，细胞核圆形，位于基底部。

B. 丝状乳头：数目最多，遍布于舌背各处。乳头呈圆锥形，其突起略高于轮廓乳头，底部较宽，顶部尖细。这种乳头也由上皮和固有层组成。其上皮的浅层细胞常有角化现象。

乳头部有固有层形成的轴心，称初级乳头。初级乳头再分出若干较小的突起，突入上皮深面形成次级乳头。但有时因切面不正，丝状乳头被斜切，则不能见到顶部的尖突起。

2）舌肌：位于黏膜下方，是染成粉红色的排列方向不同（纵、横、垂直）的骨骼肌纤维。肌层之间由许多结缔组织和脂肪组织所隔开，也有许多舌腺夹在肌组织之间。舌腺为小型黏液腺。

6. 味蕾

（1）目的：重点观察味蕾的结构。

（2）材料与方法：兔舌的舌侧后部，Susa液固定，石蜡切片，HE染色。

（3）肉眼观察：见到一侧着深蓝色，其上有许多排列整齐的突起即是叶状乳头（兔舌叶状乳头多），其下大部分是着粉红色的舌肌。

（4）低倍镜观察：叶状乳头排列整齐，味蕾位于此乳头两侧的上皮内，呈卵圆形，染色浅。味蕾长径约和上皮的厚度相等，中部宽而两端略窄，顶端有味孔，味蕾内可见到排列高低不等的细胞核。

（5）高倍镜观察：味蕾由3种细胞组成。

1）味细胞：为柱状或梭形细胞，位于味蕾中央，细胞的长轴与上皮的表面呈垂直排列，细胞核呈椭圆形，细胞质及细胞核均着色较深，胞质顶部有小毛即味毛（不易显示），伸到味蕾顶端的味孔内。

2）支持细胞：位于味细胞之间和味蕾周边，呈梭形，细胞核大，呈椭圆形，胞质及胞核均染色较浅。

3）基细胞：较小，位于味蕾的基底部。

味蕾是味觉感受器。

7. 牙磨片

（1）目的：了解牙体的构造。

（2）材料与方法：干的脱落牙体，磨成薄片，树胶封固。

（3）肉眼观察：牙体分为牙冠、牙根、牙颈三个部分，其组织结构分为：

1）釉质：在牙冠的表面，呈浅黄色。

2）牙本质：占牙体的大部分，构成牙体的主体，色浅。

3）牙骨质：包在牙根及牙颈表面，肉眼看不清楚。

4）牙髓腔：为中央的空隙处。

（4）低倍镜观察

1）釉质：呈浅黄色，有纵行的纹理，为釉柱。

2）牙本质：所见的深色平行小管，即是牙小管。牙小管之间为牙本质的基质。

3）牙骨质：如同骨组织，但其内骨陷窝很少，只有在近牙根处方可见到散在的骨陷窝。

8. 结肠瓣（即回盲瓣）

（1）目的：了解结肠瓣的组织结构。

（2）材料与方法：人回盲结肠口处组织，Susa液固定，石蜡切片，HE染色。

（3）肉眼观察：结肠瓣的表面可分为回肠面和结肠面，两面黏膜结构不相同。

1）回肠面：可见小肠皱襞和小肠绒毛，其基本结构与回肠末端相似。随着向结肠面的接近，小肠绒毛渐短小，但固有层中肠腺渐增长。

2）结肠面：此处不见小肠绒毛，只可见大量的肠腺，而且肠腺的横断面渐减少，纵断面增多。其基本结构与结肠相似。在二者的固有层中均可见大量的淋巴组织和淋巴小结，淋巴小结可伸至黏膜下层。回肠末端的环行平滑肌层在回盲结肠口处增厚，具有括约肌的功能。

9. 肠碱性磷酸酶

（1）目的：了解小肠碱性磷酸酶活性的分布。

（2）材料与方法：动物小肠，冷丙酮固定，Gomori 钙-钴法显示碱性磷酸酶。

（3）肉眼观察：可见小肠黏膜表面呈棕黑色，其余部分着色甚浅。

（4）低倍镜观察：此方法可将具有碱性磷酸酶活性的部分以黑色沉淀显示出来，可见肠上皮吸收细胞纹状缘处的碱性磷酸酶活性呈强阳性反应，着棕黑色。细胞的胞质、胞核及其他结构呈阴性反应。

四、小结

1. 消化管的知识概要

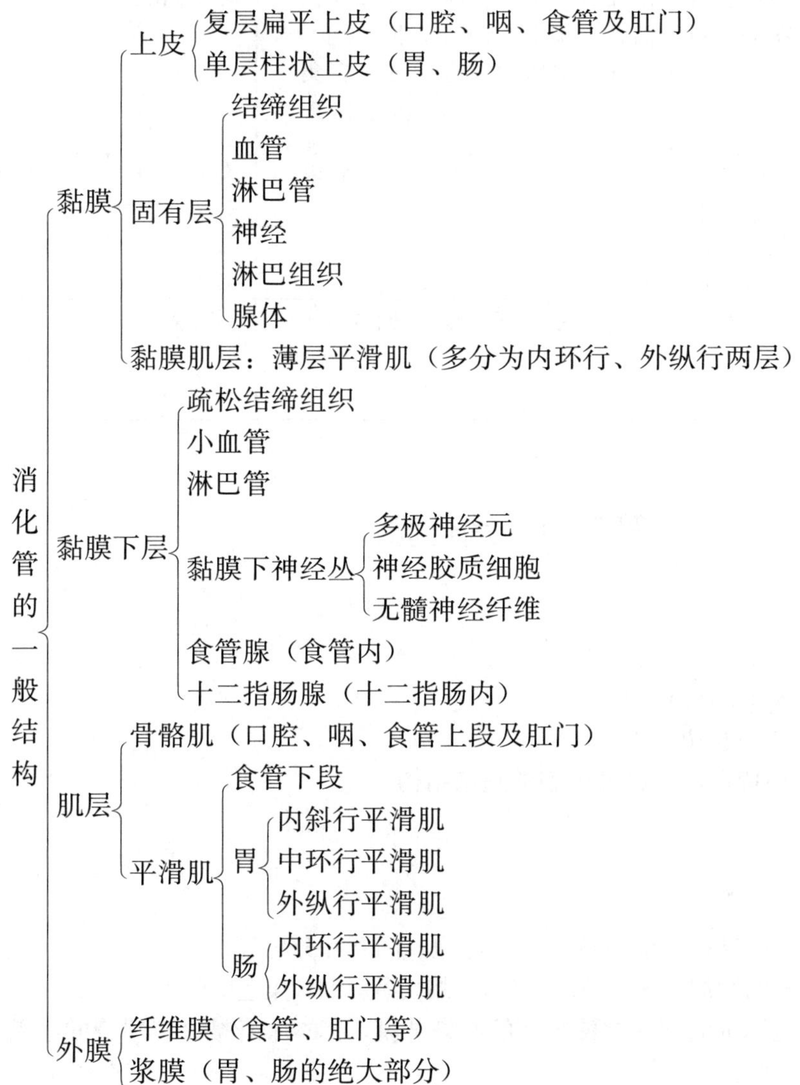

2. 消化管各段黏膜的比较

名称	腔面形状	上皮	固有层腺体	淋巴组织	黏膜肌	功能
食管	有 7～10 条纵行皱襞	未角化复层扁平上皮	无腺体	少量淋巴组织	一层纵行平滑肌	通道
胃	有不规则皱襞，有许多胃小凹	单层柱状上皮	有胃底腺、贲门腺和幽门腺。胃底腺由主细胞、壁细胞、颈黏液细胞、未分化细胞和内分泌细胞组成	少量淋巴组织	内斜、中环、外纵三层平滑肌	暂时贮存，初步消化
小肠	有许多环形皱襞，有小肠绒毛	单层柱状上皮，夹杂杯状细胞，有纹状缘	有小肠腺，小肠腺由柱状细胞、杯状细胞、潘氏细胞、未分化细胞和内分泌细胞组成	空肠和十二指肠有孤立淋巴小结，回肠有集合淋巴小结	内环、外纵两层平滑肌	分泌吸收
大肠	无绒毛	单层柱状上皮，大量杯状细胞	有大肠腺，排列紧密	丰富的淋巴组织	内环、外纵两层平滑肌	吸收
阑尾	管腔窄而不规则	单层柱状上皮	淋巴小结较多，侵入黏膜下层	肠腺短而少	不完整	与免疫功能有关

第二节　消化腺

一、实验目的

1. 了解三对大唾液腺的结构和功能。
2. 掌握肝和胰腺的结构及功能。
3. 了解肝的血液循环特点，了解肝细胞的超微结构。

二、标本观察

1. 腮腺

（1）目的：了解腮腺的结构，能辨认浆液性腺泡、闰管和分泌管。

（2）材料与方法：人的腮腺，Susa 液固定，石蜡切片，HE 染色。

（3）肉眼观察：可见标本的一端被覆很薄的红染被膜，标本本身被许多粉染的小隔分成许多小区，即为唾液腺小叶。

（4）低倍镜观察

1）唾液腺小叶由被膜伸入实质的结缔组织分隔而成，其内充满腺泡（alveoli）和导管（ductus）。腺泡全是浆液性腺泡（serous alveoli），导管位于腺泡之间，分泌管粗而腔宽，红染，闰管细而腔窄。

2）闰管：为管腔细窄的小导管。管径较腺泡小得多。管壁为单层立方或单层扁平上皮（篮细胞），其细胞核细长而深染，胞质着色浅红，管腔内间或可见红色分泌物。

3）分泌管（secretory duct），管腔较闰管大，管壁由单层柱状上皮构成。细胞核圆形，居细胞中央或稍偏顶端。胞质嗜酸性强，着鲜红色，在细胞的基底部有垂直于基底面的红色纵纹。

4）小叶间导管和总导管：走行于小叶间结缔组织内的是小叶间导管，较粗，多为假复层柱状上皮。小叶间导管逐渐汇合增粗，最后形成一条或几条总导管开口于口腔，导管近开口处为复层扁平上皮，在此标本上不能看到。

2. 舌下腺

（1）目的：了解舌下腺的结构，并辨认黏液性腺泡和混合性腺泡。

（2）材料与方法：人的舌下腺，Zenker 液固定，石蜡切片，HE 染色。

（3）肉眼观察：标本呈一片蓝紫色，仔细观察可见红染的细条分隔成的小块，即为唾液腺小叶。

（4）低倍镜观察

1）小叶：其内充满了圆形、卵圆形或不规则形的腺泡，其颜色深浅不一，色深者是浆液性腺泡，色浅者是黏液性腺泡（mucous alveoli），另外还有深浅混合的混合性腺泡，但主要以黏液性腺泡为多。小叶内不见细小的闰管，偶见少数染成红色的分泌管。

2）小叶间隔：由结缔组织构成，其内有较大的小叶间排泄管，其形态与在腮腺中所见到的相同。

（5）高倍镜观察：重点观察唾液腺小叶的构造。

1）腺泡：可分为三型。

A. 浆液性腺泡：占少数，结构与腮腺所见相同。

B. 黏液性腺泡：占多数，由黏液性腺细胞组成。细胞呈锥体形或柱状，细胞核呈扁圆形，贴近细胞的基底部，胞质着色浅淡，呈透明或淡蓝色。

C. 混合性腺泡：由浆液性、黏液性两型腺细胞组成。其排列方式有二：

a. 两种腺细胞并存，其中黏液性腺细胞多居于腺泡的颈部，而浆液性腺细胞位于腺泡的末端。

b. 黏液性腺细胞在内，而浆液性腺细胞在切片中排列呈月牙状，包绕在外，此结构称为半月。

以上各种腺泡与基膜之间均有肌上皮细胞。

2）分泌管：舌下腺的分泌管甚短，故被切到的机会也很少。如能见到，其结构与在腮腺中所见相同。

3. 颌下腺

（1）目的：与腮腺、舌下腺相比较，了解颌下腺的组织结构。

（2）材料与方法：人的颌下腺，Zenker 液固定，石蜡切片，HE 染色。

（3）肉眼观察：可见标本呈许多蓝色紫色的小块，即为唾液腺小叶。

（4）低倍镜观察

1）小叶：其内充满了圆形、卵圆形或不规则形的腺泡，颜色深浅不一，以色深的浆液性腺泡为最多，色浅的黏液性及混合性腺泡较少，在混合性腺泡中可见半月。腺泡细胞与基膜之间亦有肌上皮细胞。小叶内闰管的断面较少，但可见许多红染的分泌管的切面。

2）小叶间隔：同上述其他唾液腺。

4. 肝（Ⅰ）

（1）目的：重点观察并掌握肝小叶的结构和门管区（即汇管区）的组成。

（2）材料与方法：人肝，Zenker 液固定，石蜡切片，HE 染色。

（3）肉眼观察：在切片边缘可见一粉红色的细线，即为被膜的切面，标本实质中可见许多小腔，多为中央静脉（central vein）。

（4）低倍镜观察

1）被膜：由致密结缔组织构成，富含弹性纤维，被膜大部分有浆膜覆盖。肝门处的结缔组织随门静脉、肝动脉和肝管的分支伸入肝实质，将实质分隔成许多肝小叶。

2）肝小叶（hepatic lobule）：呈多边形或不规则形，相邻肝小叶之间结缔组织极少，几乎看不到，因而使得肝小叶之间分界不清。各肝小叶的切面不全相同，在横断肝小叶中，其中央有一条中央静脉的横切面。肝细胞以此为中心呈索状（或板状），向四周略呈放射状排列，称之为肝细胞索（hepatic cord）或肝板（hepatic plate），肝板之间的腔隙为肝血窦。

3）门管区（portal area）：在相邻肝小叶之间结缔组织较多的地方，其内含有小叶间动脉、小叶间静脉和小叶间胆管的断面。

4）小叶下静脉：也位于肝小叶之间，但它是一条单独走行的小静脉，管径比中央静脉粗大，管壁完整。

（5）高倍镜观察

进一步仔细地观察肝小叶的构造。

1）肝索（肝板）：由一行或两行肝细胞（hepatocyte）组成。肝细胞的体积较大，呈多边形，细胞内有 1～2 个细胞核，可见核仁，胞质呈粉红色。相邻肝细胞之间本应有胆小管存在，但在此标本中不能显示出来（为什么?）。

2）肝血窦（hepatic sinusiod）：为肝板之间的空隙，窦壁衬以内皮，内皮细胞核呈扁圆形，突入血窦腔内。在血窦腔内有许多体积较大，形状不规则的具有吞噬能力的星形细胞，即为库普弗细胞（Kupffer cell）（在此标本中较难分辨）。血窦向内与中央静脉相通连。

3）门管区：在邻近几个肝小叶之间的结缔组织内，常见下列三种管道在伴行：

A. 小叶间静脉：管腔较大而不规则，壁甚薄，内皮外仅有少量散在的平滑肌。

B. 小叶间动脉：是肝动脉的分支，管径较细，腔小，管壁相对较厚，内皮外有几层环行平滑肌。

C. 小叶间胆管：管径较小，管壁由单层立方上皮构成，胞质透明，细胞核呈圆形，着色较深。

5. 肝（Ⅱ）

（1）目的：观察猪肝的组织结构，并与人肝做比较。

（2）材料与方法：猪的肝，Helly 液固定，石蜡切片，HE 染色。

（3）肉眼观察：可见标本被分成许多小区域，即为猪肝的肝小叶。

（4）低倍镜观察

1）被膜：只在一侧可见少许被膜，由结缔组织组成。

2）肝小叶：呈多边形或不规则形，小叶周边结缔组织比人肝为多，故肝小叶界限清楚，中央静脉位于肝小叶中部，但并非完全位于中央，而且有的肝小叶中找不到中央静脉（可能与肝小叶的切面有关）。肝板及肝血窦均比较清楚。

3）门管区：在此标本中，三种管道显示得不太清楚，需认真辨认。

（5）高倍镜观察：要求同人肝标本。

6. 肝（Ⅲ）

（1）目的：重点了解肝的库普弗细胞的吞噬功能及其在肝内的分布。

（2）材料与方法：给大鼠腹腔内注射台盼蓝染液，隔 1 日 1 次，共 2 次，以后杀死大鼠取材，Susa 液固定，石蜡切片，偶氮卡红染色。

（3）低倍镜观察：此肝的一般结构与肝（Ⅰ）相同，但在肝细胞索之间的血窦中可见有许多含蓝色颗粒的细胞，即是库普弗细胞，细胞核染成红色。

（4）高倍镜观察：库普弗细胞为不规则形，位于肝血窦内，胞质内有许多蓝色的颗粒，即是该细胞所吞噬的台盼蓝，细胞核被染成红色。肝细胞为多边形，界限较清楚，胞体较大，胞质及胞核均红染，核仁清楚。

7. 胆囊

（1）目的：了解胆囊壁的构造。

（2）材料与方法：狗的胆囊，Susa 液固定，石蜡切片，HE 染色。

（3）肉眼观察：胆囊壁起伏不平，染成紫色的一面即为胆囊的腔面。另一面平直，染成粉红色的为胆囊壁的其他部分。

（4）低倍镜观察

1）黏膜：可突出许多高低不等且有分支的皱襞。皱襞间上皮下陷而成黏膜窦，在断面上有时可呈封闭的腔。上皮为单层柱状上皮，固有层为薄层结缔组织，其内含有丰富的血管等。

2）肌层：由平滑肌组成。平滑肌纤维排列较稀疏，且不太规则，大致可分为内环、外纵两层。

3）外膜：除与肝附着处为纤维膜外，其他部分皆为浆膜。

8. 胰腺

（1）目的

1）掌握胰腺外分泌部的构造。

2）掌握胰腺内分泌部即胰岛的构造。

（2）材料与方法：人的胰腺，Helly 液固定，石蜡切片，HE 染色。

（3）肉眼观察：外形不规则、大小不等的小区域即为胰腺小叶。

（4）低倍镜观察：外周部可见少量疏松结缔组织构成的被膜，被膜的结缔组织伸入腺实质，把它分隔成许多小叶。小叶间结缔组织少，使小叶分隔并不明显，其内有单层低柱状上皮所构成的小叶间导管，小叶内有腺泡及导管的各种断面。胰岛分散在腺泡之间，是大小不等、染色较浅的细胞团。

（5）高倍镜观察

1）腺泡：全部为浆液性腺泡。腺泡细胞呈锥体形，细胞核圆形，着紫色，位于基底部，胞质基底部呈强嗜碱性，着色较深。胞质顶端含酶原颗粒，呈嗜酸性，着色较红（若此种颗粒在制片时未被保存下来，则呈空泡状）。在腺泡腔中央常见有泡心细胞，其细胞核呈扁圆形，着紫色，位置贴附在腔面，胞质着色很浅。

2）闰管：管径甚小，由单层扁平上皮或单层立方上皮构成，周围有薄层结缔组织，有时可见闰管与泡心细胞相连续。切片内闰管的断面较多，故可知闰管较长。

3）小叶内导管：位于小叶之内，管腔较大，成自单层立方上皮，周围结缔组织逐渐增多。

4）小叶间导管：位于小叶之间，管腔更大，上皮变为矮柱状细胞，周围结缔组织更多。

5）胰岛：为散在分布于外分泌部之间的染色浅、大小不等、形态不定的细胞团，周围有少量结缔组织与腺泡相分隔。胰岛细胞呈圆形、椭圆形或多边形、不规则排列，相互连接成索状或团状，细胞核呈圆形，位于细胞中央。在 HE 染色标本上，胰岛细胞的胞质一般呈粉红色，不易分类。

三、示教

1. 胆小管

（1）目的：了解胆小管（bile canaliculi）的位置与肝细胞的关系。

（2）材料与方法：取小块动物肝，按 Kopsch 法制备标本，以 30%重铬酸钾 80ml 加 40%甲醛 20ml 混合液固定，以 3%硝酸银液浸染，火棉胶包埋，切 30μm 厚片。

（3）低倍镜观察：肝细胞质及细胞核均显淡黄色，肝血窦不甚清楚，胆小管呈棕黄色线条，相互连接呈网状。

（4）高倍镜观察：肝细胞质稍显淡黄色。胆小管位于肝细胞之间，是由相邻肝细胞膜凹陷形成的微细管道，被染成棕黄色，呈细线状相互连接成网，管壁即为肝细胞的细胞膜。

2. 肝糖原

（1）目的：了解肝糖原的分布。

（2）材料与方法：取小块动物肝 Carnoy 液固定，石蜡切片，PAS 反应，苏木精复染。

（3）低倍镜观察：紫红色的颗粒即肝糖原，位于肝细胞的胞质中。细胞核的反应为阴性，经苏木精复染而呈蓝紫色。肝糖原在肝小叶内的分布情况为：中央带肝细胞的糖原含量较少，周缘带肝细胞的糖原含量较多。

（4）高倍镜观察：肝细胞内紫红色的糖原颗粒大小不等，形态不一，有的聚积成块。肝细胞内的糖原含量各不相等。

3. 胰岛

（1）目的：主要观察胰岛 A、B 细胞。

（2）材料与方法：取动物的胰腺，Bouin 液固定，石蜡切片，Azocarmine-Mallory 染色。

（3）高倍镜观察

1）A 细胞：胞质颗粒为鲜红色，胞体较大，数目较少，位于胰岛周边。

2）B 细胞：胞质颗粒为橙黄色，胞体较小，数目较多，排列较密，位于胰岛中部。

3）胰岛中结缔组织呈蓝色。

4）血管中的红细胞呈红色。

4. 肝血窦

（1）目的：了解肝小叶内肝血窦的分布。

（2）材料与方法：先将墨汁由门静脉注射到动物肝内，再取小块肝以 Susa 液固定。切成厚 12μm 的石蜡切片，藏红花红复染。

（3）低倍镜观察：肝内的血管系统因充满墨汁而呈黑色，肝板及其他细胞被藏红花红复染成红色。

5. 肝脱氧核糖核酸

（1）目的：观察肝细胞内的脱氧核糖核酸分布。

（2）材料与方法：取小块动物肝，Carnoy 液固定，石蜡切片，Feulgen 反应。

（3）高倍镜观察：脱氧核糖核酸呈紫红色定位于细胞核的染色质部分，在核仁周围排列密集，胞质和核仁均为阴性。

6. 肝核糖核酸

（1）目的：观察肝细胞内的核糖核酸的分布。

（2）材料与方法：取小块动物肝，Carnoy 液固定，石蜡切片，甲绿-派若宁（methyl green - pyronin）染色。

（3）高倍镜观察：可看到成索条状排列的肝细胞，细胞界限不太清楚。

1）核糖核酸：被派若宁（pyronin）染成红色，呈粗大的颗粒分布在胞质和核仁内。

2）脱氧核糖核酸：被甲绿（methyl green）染成蓝绿色，定位于细胞核染色质部分。

7. 胰核糖核酸

（1）目的：了解胰腺腺泡细胞内核糖核酸的分布。

（2）材料与方法：取动物部分胰腺，Carnoy 液固定，石蜡切片，甲绿-派若宁染色。

（3）低倍镜观察

1）核糖核酸：分布于腺泡细胞的基部，被派若宁染成红色，呈片状或纵纹状排列，细胞核被甲绿染为绿色或蓝绿色，核仁呈红色。

2）酶原颗粒：位于腺泡细胞的顶端，呈空泡状。

四、小结

1. 消化腺的知识概要

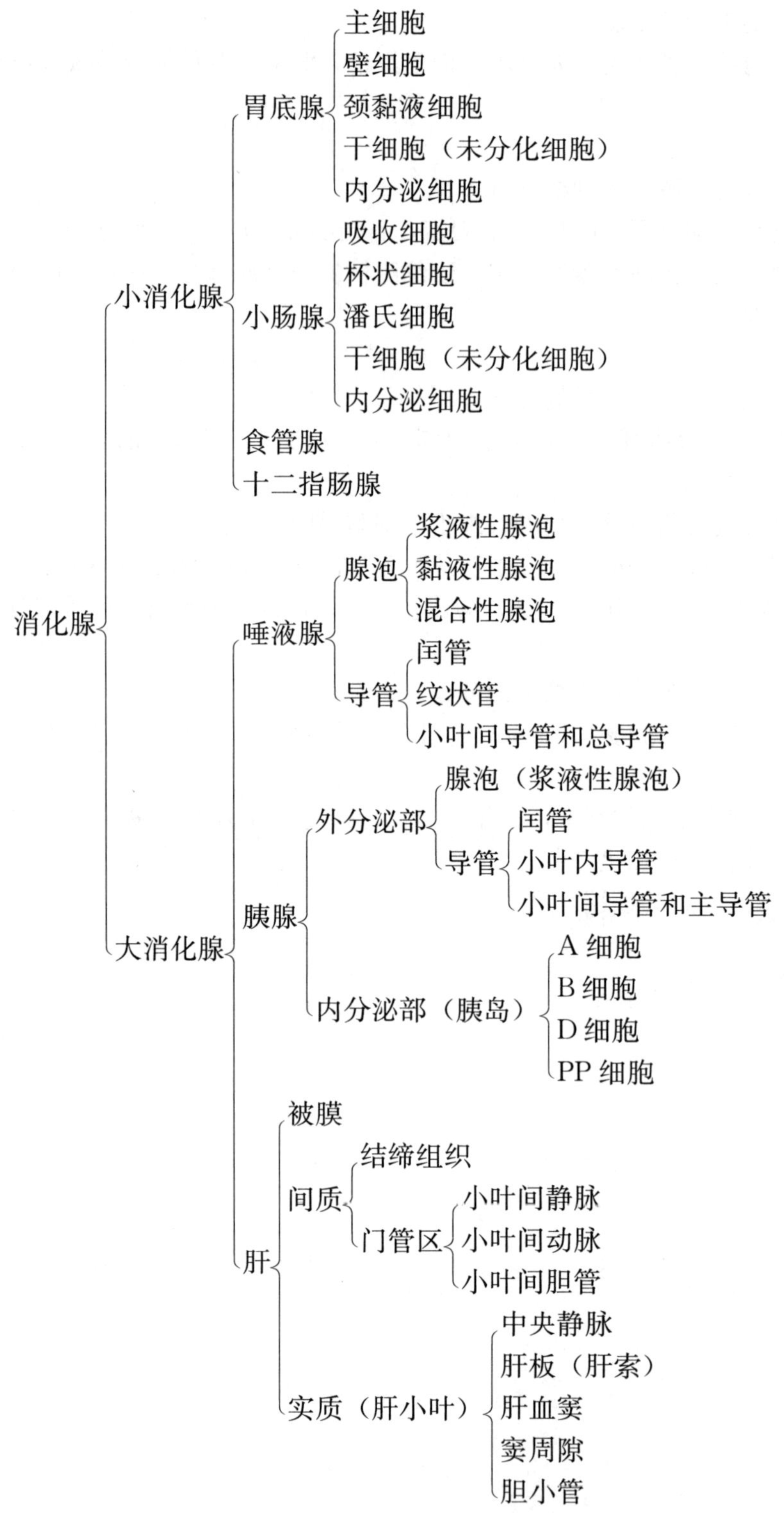
消化腺
小消化腺
胃底腺
主细胞
壁细胞
颈黏液细胞
干细胞（未分化细胞）
内分泌细胞
小肠腺
吸收细胞
杯状细胞
潘氏细胞
干细胞（未分化细胞）
内分泌细胞
食管腺
十二指肠腺
大消化腺
唾液腺
腺泡
浆液性腺泡
黏液性腺泡
混合性腺泡
导管
闰管
纹状管
小叶间导管和总导管
胰腺
外分泌部
腺泡（浆液性腺泡）
导管
闰管
小叶内导管
小叶间导管和主导管
内分泌部（胰岛）
A 细胞
B 细胞
D 细胞
PP 细胞
肝
被膜
间质
结缔组织
门管区
小叶间静脉
小叶间动脉
小叶间胆管
实质（肝小叶）
中央静脉
肝板（肝索）
肝血窦
窦周隙
胆小管

2. 三对唾液腺的比较

名称	腮腺	颌下腺	舌下腺
腺泡	浆液性腺，全部为浆液性腺泡	混合腺，大部分为浆液性腺泡，少部分为混合性或黏液性腺泡	混合腺，以黏液性腺泡和混合性腺泡为主，半月多
导管	闰管长，有分泌管	闰管短，分泌管长	无闰管，分泌管短
分泌物	含唾液淀粉酶多，黏液少	含黏液多，淀粉酶少	以黏液为主

3. 胰腺和腮腺比较表

名称	胰腺	腮腺
腺泡	纯浆液性腺泡	纯浆液性腺泡
泡心细胞	有，细胞小，胞质染色浅，核圆形	无
肌上皮细胞	无	有
导管	闰管较长，无纹状管，闰管逐渐增粗，汇合成小叶内导管	闰管长，有分泌管
脂肪细胞	无	有
胰岛	有	无
分泌物	①外分泌部：分泌胰液，含多种消化酶，在食物消化中起重要的作用 ②内分泌部：分泌激素，参与糖类的代谢调节	分泌唾液，含淀粉酶、黏液和溶菌酶等，对口腔及食物起润滑作用，并对食物中的淀粉进行初步消化

（霍兴华　张菁华）

第十章　呼吸系统

一、实验目的

1. 了解鼻、喉黏膜的结构。

2. 掌握气管、支气管的组织结构与功能的关系。

3. 掌握肺组织的结构、肺泡的光镜下结构及功能。

二、标本观察

1. 人的气管或猫的气管

（1）目的：重点观察呼吸道三层膜的结构。

（2）材料与方法：人或猫的气管，Susa 液固定，横断石蜡切片，HE 染色。

（3）肉眼观察：切片中有蓝色半环形圈，为气管软骨环，缺口侧为气管的背侧，向后与食管相邻。

（4）低倍镜观察：由腔面向外观察气管三层膜的结构。

1）黏膜：上皮为假复层纤毛柱状上皮，基膜较明显。固有层由含有细密纤维的结缔组织组成，内有弥散的淋巴组织和腺导管的纵横断面。

2）黏膜下层：由疏松结缔组织构成，其中含有混合腺、血管、神经等。

3）外膜：由透明软骨和疏松结缔组织构成。在软骨环缺口处可见平滑肌束，大部分为纵切面，少部分为横断面。注意与致密结缔组织相区别，此层也可见到混合腺。

（5）高倍镜观察

1）在假复层纤毛柱状上皮内夹杂有杯状细胞。纤毛细胞呈柱状，游离面有纤毛，核卵圆形，位于细胞中部，杯状细胞与肠管杯状细胞类似，顶部胞质中有黏原颗粒，在制片过程中，黏原颗粒溶解呈空泡状。基细胞是一种未分化的细胞，不易辨认。

2）在固有层与黏膜下层交界处可见有红色点状的横断弹性纤维，属于固有层，可作为固有层与黏膜下层的分界。

2. 肺

（1）目的

1）辨认肺内各级支气管及其移行变化的规律。

2）掌握肺的组织结构。

（2）材料与方法：取人或狗的肺，先灌入 Susa 液，再将肺组织放入 Susa 液中继续固定，石蜡切片，HE 染色。

（3）肉眼观察：为一块海绵样组织，大部分是肺的呼吸部，其内有大小不等的腔隙，腔隙是各级支气管和动、静脉的断面。

（4）显微镜观察

1）小支气管（small bronchus）：为管腔较大者，由假复层纤毛柱状上皮和薄层结缔组织及少量平滑肌构成黏膜层，黏膜下层为含有少量腺体的疏松结缔组织，外膜由散在的透明软骨和疏松结缔组织组成。在疏松结缔组织内有营养小支气管的小动脉和小静脉的断面，在小支气管壁的外侧可见到伴行的肺动脉的分支。

2）细支气管（bronchiole）：低倍镜下可见其管腔较小，上皮为假复层纤毛柱状上皮，固有层薄，平滑肌相对增多成层，环绕黏膜外。黏膜下层薄，有少量腺体或无腺体。外膜的软骨片小而少，或完全消失。高倍镜下可见上皮内夹杂有少量杯状细胞。

3）终末细支气管（terminal bronchiole）：低倍镜下可见其管腔更小，腔面起伏不平。高倍镜下见单层纤毛柱状上皮，没有杯状细胞。平滑肌相对增多，环绕成层，无腺体及软骨。

4）呼吸部：包括呼吸性细支气管、肺泡管、肺泡囊和肺泡，因其各段均有能够进行气体交换的肺泡，故称之为呼吸部。先用低倍镜观察，再换高倍镜观察。

A. 呼吸性细支气管（respiratory bronchiole）：因有肺泡的开口，故管壁不完整。其上皮可为单层纤毛柱状上皮，也可为单层柱状上皮或单层立方上皮。上皮外仅有少量的平滑肌和结缔组织围绕其周围。有时可见细支气管、终末细支气管、呼吸性细支气管、肺泡管、肺泡囊、肺泡因纵切而相连通，可据此了解它们的过渡变化。

B. 肺泡管（alveolar duct）：纵断面上管腔较大较长，管壁上有很多肺泡的开口，其管壁位于相邻肺泡的开口之间，呈结节状，由一小束横断的平滑肌纤维及表面的单层立方上皮组成。

C. 肺泡囊（alveolar sac）：位于肺泡管末端，为数个肺泡共同开口的囊状腔隙，因相邻肺泡开口处无管壁结构，故切片中无结节状膨大。

D. 肺泡（pulmonary alveoli）：为多面形或圆形薄壁囊泡，开口于呼吸性细支气管、肺泡管、肺泡囊。肺泡腔面衬有一层单层扁平上皮细胞，相邻肺泡的上皮之间为薄的肺泡隔（alveolar septum）。高倍镜下，在肺泡隔内可见毛细血管断面，用特殊染色可见弹性纤维和少量胶原纤维。肺泡上皮有两种细胞，一种为扁平细胞即Ⅰ型肺泡细胞，数量多，但很薄，不易辨认。另一种为分泌细胞，即Ⅱ型肺泡细胞，圆形或立方形，嵌于扁平细胞之间，核圆形，胞质着色浅，呈泡沫状。

此外，在肺泡腔或肺泡隔内，还可见到尘细胞（dust cell），为吞噬灰尘颗粒的肺泡巨噬细胞，细胞呈椭圆形或不规则形，胞质内含有大量棕黑色颗粒，即为所吞噬的灰尘颗粒，细胞核有时可被颗粒遮盖。

三、示教

1. 肺血管注射

（1）目的：观察肺血液循环管道的分布。

（2）材料与方法：将染料注射到动物血管内，以显示血管分布，其步骤概括为：

1）麻醉动物，固定在夹板上。

2）自颈动脉或胸主动脉或心脏向血管内注射37～40℃的生理盐水，冲洗出血管内的全部血液。

3）待流出液体无血色时，注射染料普鲁士蓝。

4）组织用Susa液固定，石蜡切片，厚12～15μm。

（3）低倍镜观察：由于肺的血管内充满普鲁士蓝，故充满均匀蓝色的部位为血管所在，组织用藏红花红复染，各种细胞的细胞核呈红色，胞质浅红。

2. 肺厚片

（1）目的：观察肺泡壁内的弹性纤维。

（2）材料与方法：将 Susa 固定液自兔气管注入肺内，将肺取下并浸泡入 Susa 固定液内。切 12μm 厚的石蜡切片。Orcein 染弹性纤维，藏红花红复染细胞核。

（3）低倍镜观察：在此厚片中可见到蜂窝状的绿色肺泡壁，并可见到褐色弹性纤维错综排列在肺泡隔内。

3. 嗅黏膜

（1）目的：了解嗅黏膜的组织结构。

（2）材料与方法：狗的嗅黏膜，Helly 液固定，石蜡切片，HE 染色。

（3）肉眼观察：为一细长组织，呈紫色的边缘即嗅黏膜。

（4）低倍镜观察：嗅黏膜分为上皮及固有层。

1）上皮为较厚的假复层柱状上皮。

2）固有层为薄层疏松结缔组织，其内含有血管、成束的无髓神经纤维和浆液性的嗅腺。

（5）高倍镜观察：嗅上皮是特化的假复层柱状上皮，由嗅细胞、柱状的支持细胞和锥体状的基细胞组成。后两种细胞与一般假复层纤毛柱状上皮内的相似。嗅细胞体呈梭形，胞质着色较深，细胞核呈圆形或椭圆形，位于上皮的中部，染色质较浓密，细胞顶端的嗅毛不易看清。

嗅腺由腺细胞和导管组成。腺细胞呈柱状或锥体状，胞质嗜酸性，顶部可见棕黄色的色素颗粒。导管为单层扁平上皮构成的管道，一端与腺泡相连，另一端开口于黏膜表面。

4. 会厌

（1）目的：了解会厌的组织结构。

（2）材料与方法：人的会厌，Susa 液固定，矢状纵切，石蜡切片，HE 染色。

（3）肉眼观察：会厌矢状切面，呈长椭圆形，一端较圆为会厌的游离端。另一端不规则，为会厌连接喉的断面。表面有黏膜，中间有弹性软骨支持。

（4）低倍镜观察：黏膜由复层扁平上皮和固有层组成。舌面上皮基底面起伏不平，有固有层乳头突入。喉面上皮基底面较平，固有层中有混合性腺。弹性软骨结构与透明软骨相似，但在细胞间质内有时可见粉红色条纹，为弹性纤维。

5. 喉

（1）目的：了解喉的组织结构。

（2）材料与方法：人的喉，Helly 液固定，额状断面，火棉胶切片，HE 染色。

（3）肉眼观察：切片有两个面，一面较平整为喉壁的结构（此处未见到甲状软骨）。另一面凹凸不平，为喉黏膜面。凹陷处为喉室，其上下各有一个黏膜突起形成的皱襞，下面皱襞色浅且厚为真声带（声皱襞），上面皱襞稍薄，色较深为假声带（室皱襞）。

（4）低倍镜观察

1）假声带：黏膜上皮为假复层纤毛柱状上皮，固有层为疏松结缔组织组成，纤维较纤细致密，固有层内含有弥散淋巴组织。黏膜下层为疏松结缔组织，其中含有混合性腺。黏膜与黏膜下层之间无明显界限，外膜由结缔组织和软骨组成（此标本未切到软骨）。

2）真声带：上皮为复层扁平上皮。固有层内含有横断的弹性纤维，有时可见少量游离的淋巴细胞，没有腺体。声带肌为横断的骨骼肌。外膜由软骨和结缔组织组成（此标本中无软骨）。

四、小结

1. 呼吸系统知识概要

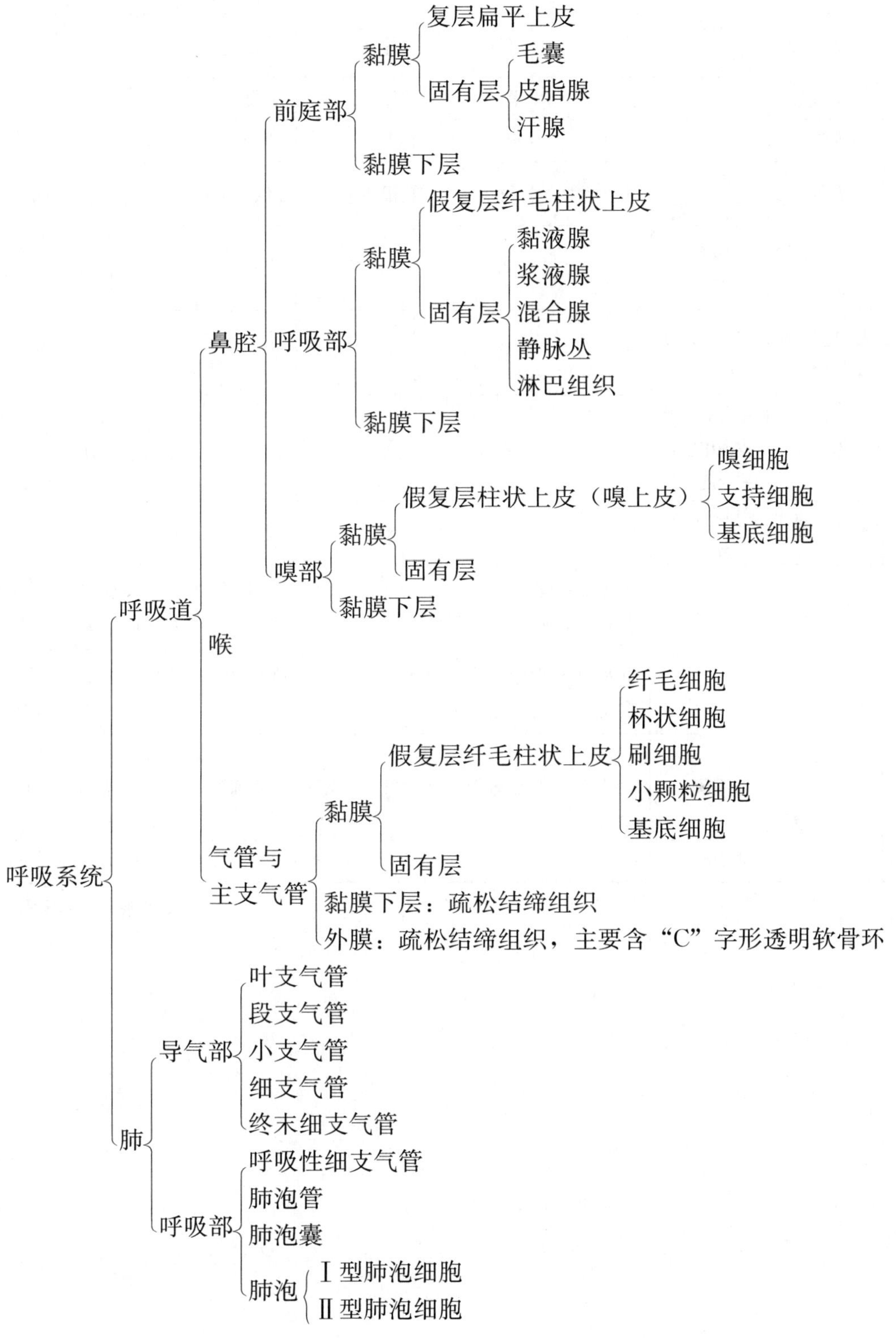

2. 肺的组织结构与功能

<table>
<tr><th rowspan="2">部位</th><th colspan="6">结构</th><th rowspan="2">功能</th></tr>
<tr><th>名称</th><th>上皮</th><th>杯状细胞</th><th>混合腺</th><th>软骨</th><th>平滑肌</th></tr>
<tr><td rowspan="5">导气部</td><td>叶支气管</td><td>假复层纤毛柱状上皮</td><td>有</td><td>有</td><td>片状</td><td>分散</td><td rowspan="3">导气</td></tr>
<tr><td>段支气管</td><td>渐薄</td><td>渐少</td><td>渐少</td><td>片状</td><td>分散</td></tr>
<tr><td>小支气管</td><td>渐薄</td><td>渐少</td><td>少</td><td>少</td><td>肌束</td></tr>
<tr><td>细支气管</td><td>单层纤毛柱状上皮</td><td>很少</td><td>很少</td><td>很少或无</td><td>环行肌束</td><td rowspan="2">平滑肌逐渐增多，其收缩和舒张可调节进出肺泡的空气量</td></tr>
<tr><td>终末细支气管</td><td>单层柱状上皮</td><td>消失</td><td>无</td><td>无</td><td>完整环行</td></tr>
<tr><td rowspan="7">呼吸部</td><td>呼吸性细支气管</td><td>单层立方上皮</td><td>无</td><td>无</td><td>无</td><td>少</td><td rowspan="3">有肺泡开口，具有气体交换功能</td></tr>
<tr><td>肺泡管</td><td>单层立方上皮或单层扁平上皮</td><td>无</td><td>无</td><td>无</td><td>少</td></tr>
<tr><td>肺泡囊</td><td>单层扁平上皮</td><td>无</td><td>无</td><td>无</td><td>无</td></tr>
<tr><td rowspan="4">肺泡</td><td rowspan="2">肺泡上皮</td><td colspan="4">Ⅰ型肺泡细胞：扁平，含核部分稍厚，其余部分很薄，胞质内有吞饮小泡</td><td>气体交换，参与构成气血屏障</td></tr>
<tr><td colspan="4">Ⅱ型肺泡细胞：大，立方形，核圆，胞质色浅，含嗜锇性的板层小体</td><td>分泌表面活性物质，分化成Ⅰ型肺泡细胞</td></tr>
<tr><td>肺泡隔</td><td colspan="4">含丰富的毛细血管，弹性纤维，富有巨噬细胞</td><td>参与气血屏障，起弹性回缩肺泡及防御保护作用</td></tr>
<tr><td>肺泡孔</td><td colspan="4"></td><td>均衡肺泡内气体压力</td></tr>
</table>

（张鸿雁　牟英君）

第十一章　泌尿系统

一、实验目的

1. 掌握肾单位各段的结构、位置和功能。
2. 掌握球旁复合体的组成与功能。
3. 了解膀胱、输尿管的结构。

二、标本观察

1. 肾

(1) 目的：观察肾的结构，重点辨认并掌握肾小体（renal corpuscle）及肾小管各段的形态特征及其相互间的关系。

(2) 材料与方法：人或狗的肾，Helly 液固定，石蜡切片，HE 染色。

(3) 肉眼观察：切片的染色深浅不同，染色较深的为皮质，其深部染色较浅者为肾髓质即肾锥体。有的标本可见在肾锥体旁有染色深的肾柱，为伸入锥体之间的皮质部分。

(4) 低倍镜观察

1) 被膜：被覆在肾的表面，是由致密结缔组织构成的纤维膜。

2) 皮质：被膜下可见大小不等形态不一的小管断面和呈球形的肾小体。皮质分为：

A. 皮质迷路：由肾小体和肾近端、远端小管曲部构成。肾小体呈圆球状，由血管球和肾小囊组成。肾小体的周围有肾小管的断面，呈圆形、弧形等形状。

B. 髓放线：由一些平行排列的直管聚集而成，位于皮质迷路之间，包括肾近端、远端小管直部和集合小管，向外不达皮质表面，向内伸入髓质并参与构成肾锥体。

在皮质内还有小动脉、小静脉的断面。

3) 髓质：主要由肾锥体组成，可见平行排列的直管自肾锥体底部伸向肾乳头，包括髓袢和集合小管，其间有细小的血管为直小血管。

肾锥体之间的肾柱构造与皮质相同。在皮质与肾锥体之间较大的血管为弓形血管的断面。

(5) 高倍镜观察

1) 皮质迷路

A. 肾小体：断面呈球形，由血管球和肾小囊组成，偶见有入球、出球微动脉出入的血管极或近端小管曲部相连的尿极。

B. 血管球：为一团毛细血管簇，内皮、肾小囊脏层及球内系膜细胞不易分辨。

C. 肾小囊：分壁层和脏层。壁层为单层扁平上皮，脏层紧贴在血管球的毛细血管外面，为足细胞，与内皮细胞不易区分。脏、壁两层细胞之间为一腔隙，即肾小囊腔，容纳滤过的原尿。在肾小体附近，有时可见到入球或出球微动脉的断面。

D. 近端小管曲部（近曲小管，proximal convoluted tubule）：断面数目较多，管径较粗，管腔较小，腔面凹凸不平。上皮细胞呈锥体形，细胞界限不清（为什么?），胞质嗜酸性强，细胞基底部有纵纹，细胞游离面有刷状缘（因制片关系，往往不易看清）。

E. 远端小管曲部（远曲小管，distal convoluted tubule）：与近曲小管相比较，断面数目较少，管径较小，管腔较大，细胞较矮，胞质嗜酸性较弱，细胞基底部也有纵纹，但无刷状缘。

2）髓放线

A. 近端小管直部：位于髓放线内者为髓袢降支之粗段，结构与近曲小管相似，细胞界限不清楚，细胞呈立方形或锥体形，胞质强嗜酸性。腔面呈不规则形，有时呈一窄缝状。

B. 远端小管直部：位于髓放线内者为髓袢升支之粗段，与近端小管直部相比较，管腔较大，细胞较矮小，胞质嗜酸性弱，细胞核靠近腔面。

C. 集合小管：细胞立方形或柱状，细胞核位于中央，细胞界限非常清楚，胞质浅淡、清明。

3）致密斑（macula densa）：在皮质迷路寻找有血管极的肾小体，在此处可见靠近入球小动脉的远曲小管，其靠近血管极侧的上皮细胞变高变窄，排列整齐，细胞核密集即为致密斑。

4）肾锥体：由近端小管直部、细段、远端小管直部和集合小管组成。

A. 细段：细段大部分位于髓袢降支，少部分位于髓袢升支。选择靠近肾乳头部的细段更易观察，细段管径小，管壁为单层扁平上皮，细胞核突向管腔，细胞质染色浅，无刷状缘，细胞界限不清。观察时应注意与毛细血管区别。

B. 近端小管直部及远端小管直部：与髓放线中所见相同。

C. 集合小管：随着管径由细到粗，上皮细胞由立方形变为柱状，至肾乳头时细胞呈高柱状称为乳头管，开口于肾锥体顶端称为乳头孔，与被覆在肾乳头表面的变移上皮相连续。

2. 膀胱

（1）目的：了解膀胱的结构。

（2）材料与方法：兔收缩及扩张状态的膀胱，Helly 液固定，石蜡切片，HE 染色。

（3）肉眼观察：可见收缩和扩张状态下膀胱各一块。收缩状态的膀胱壁较厚，皱襞较多。扩张状态的膀胱壁较薄，皱襞较少。

（4）低倍镜观察

1）扩张状态下的膀胱

A. 黏膜：由变移上皮和固有层组成。变移上皮较薄，较平。

B. 肌层：由平滑肌组成，分为内纵、中环、外纵三层。

C. 外膜：大部分为纤维膜，由结缔组织构成，在膀胱顶部为浆膜，即在结缔组织外面被覆一层间皮。

2）收缩状态下的膀胱与扩张状态的相比较，黏膜有明显皱襞，上皮较厚。肌层变厚，肌纤维方向不清楚，不易分辨出三层，只有外纵平滑肌比较清楚。

3. 输尿管

（1）目的：了解输尿管的组织结构。

（2）材料与方法：人的输尿管，Susa 液固定，横断石蜡切片，HE 染色。

（3）肉眼观察：呈圆形，腔小壁厚，腔面不平整。

（4）低倍镜观察：

1）黏膜：上皮为变移上皮，上皮下面是较为致密的结缔组织形成的固有层，内含许多血管。

2）肌层：由平滑肌组成，标本若取自输尿管上 2/3，呈内纵、外环两层；若取自下 1/3，呈内纵、中环、外纵三层。

3）外膜：由结缔组织组成的纤维膜。

三、示教

1. 球旁细胞

（1）目的：显示球旁细胞的位置及内含物。

（2）材料与方法：小白鼠肾，Helly 液固定，以 Bowie 法染色。

（3）油镜观察：入球微动脉在靠近血管极处，其中膜平滑肌细胞特化成上皮样细胞，即球旁细胞。该细胞呈圆形或椭圆形，胞质较多，内含大量蓝紫色颗粒（颗粒内含什么物质？起什么作用?）。

2. 肾血管注射

（1）目的：观察肾的血液循环。

（2）材料与方法：动物肾，经肾动脉向肾内灌注蓝色的普鲁士蓝染料或墨汁，然后取下肾做成厚切片。

（3）低倍镜观察：可见肾的血管内均充以蓝色染料，据此可以了解肾的血管分布。血管球为一团丝球状的毛细血管，与入球微动脉和出球微动脉相连。

3. 肾 PAS 反应

（1）目的：观察肾内 PAS 反应阳性物质的分布。

（2）材料与方法：动物肾 Carnoy 液固定，石蜡切片，过碘酸- Schiff 反应。

（3）高倍镜观察：肾内 PAS 反应阳性物质呈紫红色沉淀，主要见于：肾小囊壁层基膜、血管球基膜、各段肾小管基膜、近曲小管刷状缘、球旁细胞胞质内的分泌颗粒。

4. 肾碱性磷酸酶

（1）目的：观察碱性磷酸酶在肾内的分布。

（2）材料与方法：动物的肾，冷丙酮固定，Gomori 钙-钴法显示，苏木精复染细胞核。

（3）显微镜观察：找到肾皮质迷路，可见近曲小管的刷状缘呈黑色阳性反应，表明此处有碱性磷酸酶活性。此外血管内皮也呈阳性反应。各段肾小管上皮细胞核及血管内皮细胞核均被苏木精复染成蓝紫色。

四、小结

1. 泌尿系统知识概要

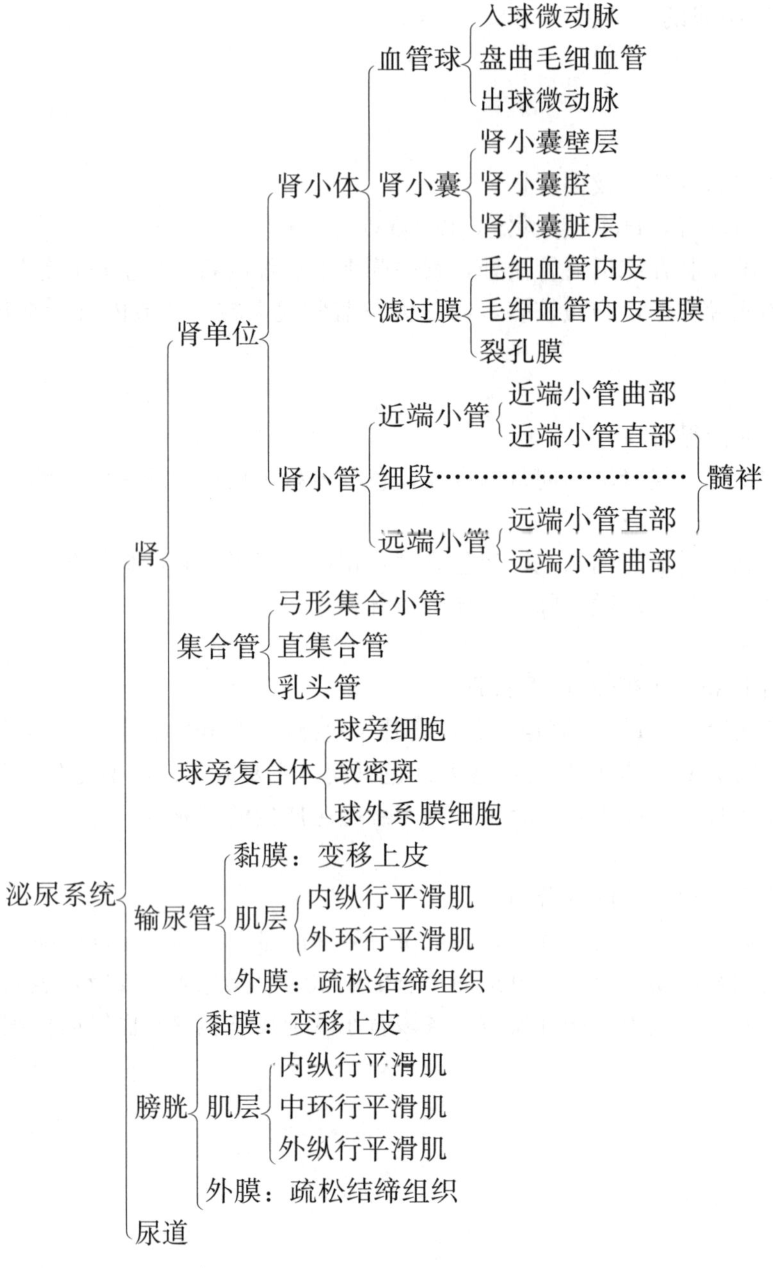

2. 各段肾小管和集合小管的结构比较

名称		近端小管	细段	远端小管	集合小管
管径		50～60μm	约 15μm	约 30μm	40～200μm
上皮		单层立方	单层扁平	单层立方	单层立方或高柱状
上皮细胞	形状	立方或锥形，胞体大，分界不清	扁平形	立方形，细胞小	立方或高柱状，分界清
	细胞质	嗜酸性，染色深，基部纵纹明显	染色浅，弱嗜酸性	染色浅，弱嗜酸性，基部纵纹明显	染色浅淡
	细胞核	圆形，近基部	卵圆形，突向腔面	圆形，位于中央	圆形、染色深
	刷状缘	明显，由大量微绒毛密集排列而成	无，仅有少量不规则微绒毛	无，微绒毛少而短	无，微绒毛很少
	质膜内褶	明显	少而小	最明显	无
细胞连接		侧面有连接复合体和侧突	有侧突	有侧突	紧密连接发达，无侧突
功能		重吸收水和营养物质，分泌排泄氨、肌酐、尿酸等	有利于水和离子通过	保钠排钾，分泌氢离子和氨，吸收水	重吸收水，浓缩尿液

（张鸿雁　杨　洁）

第十二章　内分泌系统

一、实验目的

1. 了解内分泌系统的组成。
2. 掌握甲状腺、甲状旁腺、肾上腺、垂体的光镜结构及功能。
3. 了解下丘脑与垂体的关系。

二、标本观察

1. 垂体

(1) 目的

1) 掌握垂体各部的位置关系和结构特点。

2) 掌握垂体远侧部三种细胞的形态特点。

(2) 材料与方法：人垂体，Helly 液固定，矢状石蜡切片，Mann 法染色。

Mann 染液：	1％甲基蓝（methyl blue）	水溶液 35ml
	1％伊红溶液	45ml
	蒸馏水加至	100ml
	混合后使用。	

(3) 肉眼观察：切片呈椭圆形，染色深的部位是腺垂体远侧部，染色浅的部位是神经部，二者之间为中间部，一般标本未切到中间部。

(4) 低倍镜观察：

1) 远侧部：细胞排列成团、索状，互相连接成网，网眼之内有丰富的血窦。根据胞质染色性质不同可将细胞分成三种：

A. 嗜酸性细胞（acidophilic cell）：胞质呈红色，体积较大。

B. 嗜碱性细胞（basophilic cell）：胞质呈紫蓝色，体积大小不一。

C. 嫌色细胞（chromophobe cell）：数量多，体积小，染色浅。

2) 神经部：可见大量浅粉红色的纤维为无髓神经纤维，其间有较多的圆形或椭圆形的细胞核，还有较丰富的毛细血管。

3) 中间部：位于神经部和远侧部之间，细胞排列成滤泡状，滤泡腔中含有红色或蓝紫色胶状物，此外也有一些排列成团或成索的细胞。

(5) 高倍镜观察

1) 远侧部

A. 嗜酸性细胞：体积较大，数目较多，呈圆形或多边形，胞质内有粗大的嗜酸性颗粒（颗粒分界不清），细胞核呈圆形或椭圆形，染色浅或不着色。

B. 嗜碱性细胞：数目较少，体积大小不一，胞质内含有嗜碱性颗粒（颗粒分界清）。细胞核呈圆形或椭圆形，位于一侧，染色浅或不着色。

C. 嫌色细胞：体积最小，数目最多，排列成团，细胞界限不明显，胞质中无特殊颗粒，故着色浅或不着色，细胞核呈圆形。

2）神经部：除见到无髓神经纤维外，还可见到垂体细胞，它是神经垂体中的主要细胞。垂体细胞呈梭形或多突状，有的细胞胞质内可见棕黄色的色素颗粒。

此外，还可见到一种圆形或椭圆形的、大小不一的、粉红色的均质团块，即赫令体（Herring body）。

3）中间部：主要由滤泡构成，滤泡壁主要为较小细胞围成，滤泡周围含有一些嫌色细胞和嗜碱性细胞，滤泡腔内含有红色或蓝紫色胶状物。

2. 甲状腺和甲状旁腺

（1）目的

1）掌握甲状腺的组织结构。

2）掌握甲状旁腺的组织结构，并注意与淋巴器官的区别。

（2）材料与方法：狗的甲状腺和甲状旁腺，Helly 液固定，石蜡切片，HE 染色。

（3）肉眼观察：大块染成粉红色的为甲状腺，小块染成蓝紫色的为甲状旁腺。

（4）低倍镜观察甲状腺

1）被膜：由薄层结缔组织构成。

2）实质：由许多大小不等的滤泡构成。滤泡壁是单层立方上皮细胞，滤泡腔内充满粉红色均质胶状物，滤泡之间的结缔组织内有丰富的毛细血管。

（5）高倍镜观察甲状腺

1）滤泡：滤泡壁的单层上皮细胞一般呈低柱状或立方形（随功能状态不同而有高低变化），胞质着色浅，细胞核呈圆形，滤泡腔内充满了粉红色的均质胶状物，是一种碘化的糖蛋白（甲状腺球蛋白）。

2）滤泡旁细胞：（parafollicular cell）：该细胞体积较大，呈圆形或椭圆形，细胞核较大呈圆形，核染色质着色浅，胞质染色也浅。细胞分散嵌在滤泡壁上或成团分布于滤泡之间的间质中。

3）间质：由结缔组织组成。位于滤泡之间，其中含有丰富的毛细血管及三五成群的滤泡旁细胞。

（6）低倍镜观察甲状旁腺

1）被膜：由薄层结缔组织构成。

2）实质：腺细胞排列成团、索状。团、索之间的小量结缔组织内有丰富的毛细血管。

（7）高倍镜观察甲状旁腺：甲状旁腺由两种细胞构成。

1）主细胞：占了大多数，细胞呈多边形，界限不易分清，细胞核呈圆形，染色质细密，胞质染色较浅。

2）嗜酸性细胞：较少，单个或数个细胞散在于主细胞之间，细胞较大，细胞核浓缩，胞质强嗜酸性。这种细胞在人 4～7 岁后才出现，猴的甲状旁腺可见此细胞，但猫、狗等动物无此细胞，故此标本中见不到嗜酸性细胞。

3. 肾上腺

（1）目的：掌握肾上腺皮质和髓质的组织结构特点。

（2）材料与方法：人或猴的肾上腺，Helly 液固定，石蜡切片，HE 染色。

（3）肉眼观察：中间狭窄浅染区为髓质，周围染色较深的为皮质。

（4）低倍镜观察

1）被膜：位于表面，由结缔组织构成，被膜外附有脂肪组织。

2）实质

A. 皮质：位于被膜下方，由于细胞排列和染色性质不同依次分为三带：

a. 球状带（zona glomerulosa）：位于被膜之下，较薄，细胞排列成球团状。

b. 束状带（zona fasciculata）：位于球状带的内方，最厚，细胞排列成条索状。

c. 网状带（zona reticularis）：紧靠髓质，较薄，细胞排列成网状。

B. 髓质：位于腺体中央，较薄，染成浅棕黄色的细胞为嗜铬细胞，细胞排列成团、索状，在髓质中央还可见到中央静脉。

（5）高倍镜观察

1）皮质

A. 球状带：细胞体积较小，呈低柱状或立方形，细胞核着色深，胞质弱嗜碱性或弱嗜酸性，含少量空泡（脂滴被溶解所致）。在细胞团之间有窦状毛细血管。

B. 束状带：细胞体积较大，呈多边形或立方形，胞质着色浅，含有大量空泡（脂滴被溶解所致）。在细胞条索之间有窦状毛细血管。

C. 网状带：细胞体积小，呈圆形或立方形，有些细胞核固缩，染色深，胞质中含有脂褐素颗粒，细胞索吻合成网状，网眼中有窦状毛细血管。

2）髓质

A. 嗜铬细胞：体积较大，呈多边形，细胞界限不清，细胞核圆形，较大，染色浅，胞质中含有棕黄色的嗜铬颗粒。细胞成团、索状排列，其间夹杂有结缔组织及血管。

B. 交感神经节细胞：在切片的某些部位可见散在的、体积较大的细胞为交感神经节细胞，其胞质中含有细颗粒状的尼氏体，细胞核大，圆形，呈泡状，核仁清楚。

C. 中央静脉：管壁厚薄不均，在较厚处纵行平滑肌束明显。

三、示教

1. 甲状腺滤泡旁细胞

（1）目的：观察甲状腺滤泡旁细胞的分布。

（2）材料与方法：出生后 6 个月内的小狗甲状腺。乙醇-氨水固定，Cajal 镀银法组织块染色，操作方法如下：

1）置入固定液内 24h。

2）置入 1.5%硝酸银液，30～50℃温箱内浸 5～7 天。

3）还原 24h（还原剂：焦性没食子酸 1～2g，中性福尔马林 5ml，蒸馏水 100ml）。

4）脱水、透明、石蜡包埋、切片、封固。

（3）低倍镜观察：甲状腺滤泡被染成棕黄色，滤泡旁细胞被染成黑色，位于甲状腺滤泡上皮细胞之间或三五成群分散在滤泡之间的间质内。

（4）高倍镜观察：甲状腺滤泡细胞呈椭圆形，胞质中含有粗大的棕黑色嗜银颗粒，中央不着色的圆形区域为细胞核。

2. 丘脑下部神经内分泌

（1）目的：观察视上核或室旁核的神经内分泌。

（2）材料与方法：动物丘脑下部，甲醛或 Baker 液固定，石蜡切片，过甲酸-醛品红染色。

过甲酸 -醛品红染色法：①固定；②切片；③过甲酸中氧化 50min；④水洗后 70%乙醇洗；⑤醛品红染色 1h；⑥70%乙醇清洗；⑦脱水、透明、封固。

（3）低倍镜观察：在室旁核和视上核区域中可见染成蓝紫色的细胞群为神经核团。

（4）高倍镜观察：神经元的胞体及突起内均充满了蓝紫色的分泌颗粒，胞体中央未着色的圆形区为细胞核。

3. 肾上腺皮质类固醇

（1）目的：观察肾上腺皮质类固醇的分布。

（2）材料与方法：动物的新鲜肾上腺，10%甲醛固定或 Baker 液（10%甲醛内含 1% $CaCl_2$）固定，冰冻切片或石蜡切片，苏丹黑 B 染色。

（3）低倍镜观察：肾上腺皮质各带细胞均含有蓝黑色的脂滴颗粒，以束状带含量最多，髓质的细胞不含脂滴颗粒。

（4）高倍镜观察：束状带细胞的胞质内充满深蓝色的脂滴，细胞核位于细胞中央，呈圆形，未着色。

四、小结

1. 内分泌系统知识概要

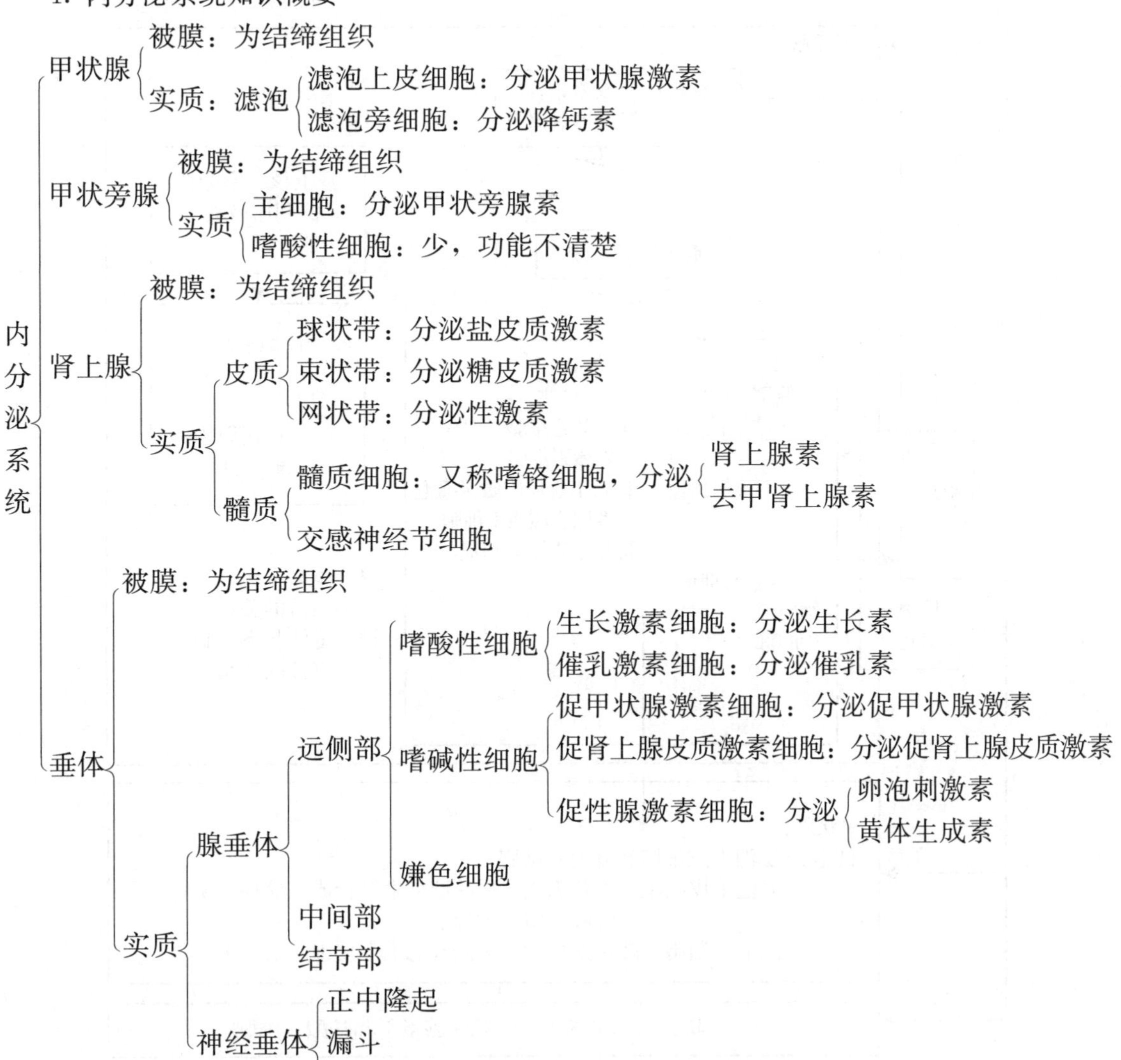

2. 内分泌腺之间的关系

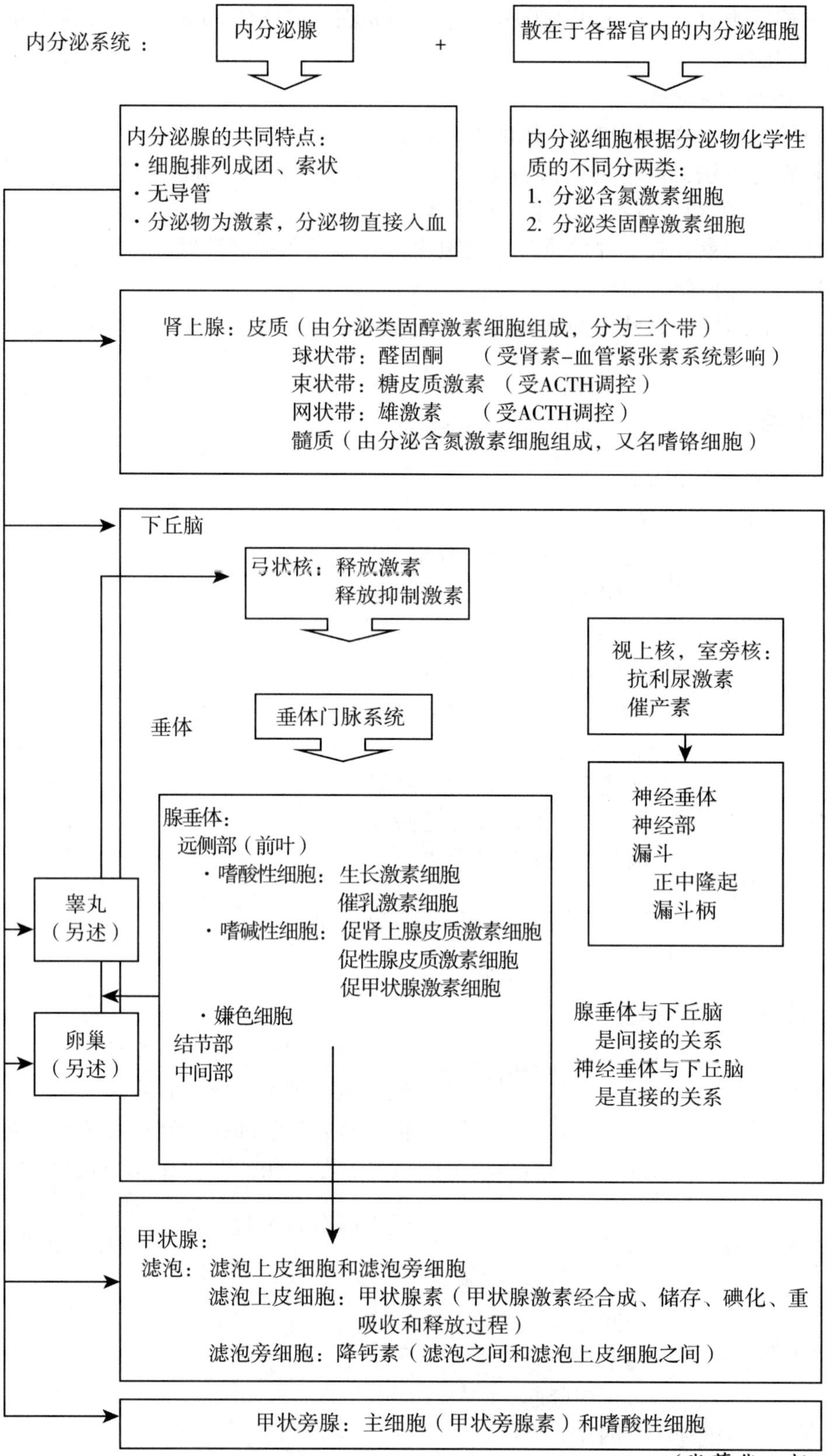

内分泌系统：内分泌腺 + 散在于各器官内的内分泌细胞

内分泌腺的共同特点：
· 细胞排列成团、索状
· 无导管
· 分泌物为激素，分泌物直接入血

内分泌细胞根据分泌物化学性质的不同分两类：
1. 分泌含氮激素细胞
2. 分泌类固醇激素细胞

肾上腺：皮质（由分泌类固醇激素细胞组成，分为三个带）
球状带：醛固酮　（受肾素-血管紧张素系统影响）
束状带：糖皮质激素　（受ACTH调控）
网状带：雄激素　（受ACTH调控）
髓质（由分泌含氮激素细胞组成，又名嗜铬细胞）

下丘脑
弓状核：释放激素
释放抑制激素

垂体
垂体门脉系统

腺垂体：
远侧部（前叶）
· 嗜酸性细胞：生长激素细胞
催乳激素细胞
· 嗜碱性细胞：促肾上腺皮质激素细胞
促性腺皮质激素细胞
促甲状腺激素细胞
· 嫌色细胞
结节部
中间部

视上核，室旁核：
抗利尿激素
催产素

神经垂体
神经部
漏斗
正中隆起
漏斗柄

腺垂体与下丘脑是间接的关系
神经垂体与下丘脑是直接的关系

睾丸（另述）

卵巢（另述）

甲状腺：
滤泡：滤泡上皮细胞和滤泡旁细胞
滤泡上皮细胞：甲状腺素（甲状腺激素经合成、储存、碘化、重吸收和释放过程）
滤泡旁细胞：降钙素（滤泡之间和滤泡上皮细胞之间）

甲状旁腺：主细胞（甲状旁腺素）和嗜酸性细胞

（张菁华　杨　洁）

第十三章　生殖系统

第一节　男性生殖系统

一、实验目的

1. 掌握睾丸的组织结构（生精小管及间质细胞）。

2. 了解生殖管道的组织结构。

3. 了解并会辨认前列腺的组织结构。

二、标本观察

1. 睾丸

（1）目的

1）掌握睾丸的组织结构和精子发生，睾丸间质细胞的形态特点。

2）了解附睾的组织结构。

（2）材料与方法：人的睾丸和附睾，Susa 液固定，横断石蜡切片，HE 染色。

（3）肉眼观察：可见一个大的半圆形断面，是睾丸部分的切片，在其一侧另有一个小的圆形断面，是附睾的切面。睾丸外表面包有白膜染成红色，如果切片的部位适宜，则可见此膜在睾丸与附睾相接部位增厚，形成睾丸纵隔。纵隔内可见一些不规则的细长裂隙，即睾丸网。在部分标本附睾附近能见到小圆形管道断面，即输精管。

（4）低倍镜观察睾丸

1）睾丸的被膜：由外向内可见：

A. 鞘膜：由单层扁平上皮和少量结缔组织构成。

B. 白膜：很厚，由致密结缔组织构成，其内含有血管。

2）睾丸实质：小叶与小叶间隔不易辨出，可见随小叶间隔进到实质内的较大血管以及许多生精小管（seminiferous tubule）的断面。生精小管的基部为一层粉红色的基膜，基膜以内为数层大小不等的生精细胞。在生精小管之间有结缔组织即为睾丸间质。在睾丸纵隔内可见睾丸网，为一些大小不等、形态不规则的腔隙断面。

（5）高倍镜观察睾丸

1）生精小管

A. 生精细胞（spermatogenic cell）：从外向内可见：

a. 精原细胞（spermatogonium）：是最幼稚的生精细胞，细胞紧贴基膜，体积较小，呈圆形或椭圆形，细胞核呈圆形，着色稍深，有时可见有丝分裂象。

b. 初级精母细胞（primary spermatocyte）：有数层，细胞体积较大，呈圆形，位居精原细胞的内侧，核染色质呈粗网状（为什么?）。

c. 次级精母细胞（secondary spermatocyte）：细胞较小，位置更靠近腔面，细胞核圆，着色较深。由于其存在时间较短，在切片中不易见到。

d. 精子细胞（spermatid）：靠近管腔，有多层，细胞体积小，细胞核圆而小，着色较深（是否为单倍体细胞？为什么?）。

e. 精子（spermatozoon）：可见变态中的各期精子，在切片中可分出头部和尾部。精子头呈芝麻粒形，位于管腔的表面，附着于支持细胞的顶端。

B. 支持细胞（sertoli cell，sustentacular cell）：位于生精小管内，其基底部位于基膜上，从游离面至基底面，但形态不易看清。该细胞的细胞核较大，形态不规则，多呈三角形，其长轴与基膜垂直，核内染色质着色浅，核仁明显。

2）间质细胞（interstitial cell）：位于生精小管之间的结缔组织内，常三五成群。细胞体积较大，呈圆形或椭圆形，细胞核圆形，多偏于一侧，着色浅，核仁明显，也偏于一侧，胞质内含有类脂颗粒（不易见到）和棕黄色的脂褐素颗粒。

3）直精小管：位于小叶与纵隔交界处；在生精小管和直精小管相连处，上皮由复层变为单层。

（6）低倍镜观察附睾：若切片为附睾尾部，可见许多附睾管的断面（为什么?），其特点为管腔平整，管壁为假复层纤毛柱状上皮，上皮表面有整齐排列的静纤毛，上皮外面为结缔组织固有层，其中含有血管和薄层平滑肌。

若切片为附睾头部，则可见到睾丸输出小管之断面，管壁上皮也是假复层纤毛柱状上皮，高柱状纤毛细胞群和低柱状分泌细胞群相间排列，以致腔面起伏不平是其特点。

注意：须把输出小管与输精管的起始端相区分，后者腔大，上皮外平滑肌较厚，由于取材的原因，这两种管道一般不会同时出现在标本中。

（7）高倍镜观察附睾

1）输出小管：管壁为假复层纤毛柱状上皮，由两种细胞组成，一种为低柱状分泌细胞，一种为高柱状纤毛细胞，前者细胞顶端可见泡状分泌物，后者顶端可见纤毛。两种细胞群相间排列，使腔面起伏不平。

2）附睾管：管壁为假复层纤毛柱状上皮，由两种细胞组成，一种为基细胞，位于基膜上，在标本中只见到一行排列整齐的小圆形细胞核，另一种是柱状细胞，呈高柱状，细胞核呈椭圆形，色浅，位于基底，细胞顶端有排列整齐的静纤毛。附睾管管腔中含有其分泌物及大量的精子。

2. 输精管

（1）目的

1）了解输精管的结构及其与功能的相互关系。

2）区别输精管和输尿管。

（2）材料与方法：人输精管，Helly 液固定，横断石蜡切片，HE 染色。

（3）肉眼观察：为一圆形断面，管壁甚厚，中央有窄腔，腔面蓝色部分为黏膜上皮。

（4）低倍镜观察：

1）黏膜：若切片为壶腹部，皱襞较多。如切片是盆腔部，则皱襞较少。上皮为假复层纤毛柱状上皮，固有层很薄。

2）肌层：很厚，占管壁厚度的大部分。平滑肌纤维排列成三层：内、外纵行较薄，中层环行很厚，是其特点。

3）外膜：由疏松结缔组织组成，其内有较多血管。

（5）高倍镜观察：上皮为假复层纤毛柱状上皮，较附睾上皮为矮，细胞表面静纤毛或有或无。固有层中有较多弹性纤维和血管。

3. 精囊腺

(1) 目的：了解精囊腺的组织结构。

(2) 材料与方法：人精囊腺，Helly 液固定，横断石蜡切片，HE 染色。

(3) 肉眼观察：可见大小不等、形态不定的管腔数个（实际上精囊腺只有一个共同相通的管腔，但由于其形态弯弯曲曲，所以同一切片可见多个管腔），靠近腔面颜色较深部分为腺上皮所在处。

(4) 低倍镜观察：腺上皮及固有层（一般仍合称黏膜）形成许多高而薄的皱襞，纵横交织成网，形成许多小的憩室，是为其特点。上皮为假复层柱状上皮，腺腔内常有其分泌物，染成红色。固有层很薄，外为平滑肌，排列不太规则，其外则是疏松结缔组织。

(5) 高倍镜观察：假复层柱状上皮顶端可见有分泌小泡突出，胞质内含有分泌颗粒和黄色脂褐素，但不易分清。

4. 前列腺

(1) 目的：了解前列腺的组织结构及其与功能的相互关系。

(2) 材料与方法：人前列腺，Susa 液固定，石蜡切片，HE 染色。

(3) 肉眼观察：切片中央可见“Λ”形裂隙为尿道前列腺部之横断面。其后方有一裂隙是前列腺囊，囊的两侧还可见色深的射精管断面，这些管道周围可见有大小不等、形态不一的许多小腔隙，即前列腺腺泡；其余红色部位是结缔组织和平滑肌，统称为前列腺隔。

(4) 低倍镜观察：腺泡腔较大，可见上皮及结缔组织有许多皱襞伸入腔内，致使腔面起伏不平。上皮细胞形态不一，可为假复层柱状、单层柱状或单层立方，有些腺泡腔内含有前列腺凝固体，为染成红色的圆形物质，呈同心圆排列。腺泡之间的隔，由结缔组织和平滑肌组成，平滑肌走行不一，含量丰富。

(5) 高倍镜观察：可见腺上皮细胞胞质游离端有染成红色的分泌小滴。

三、示教

1. 睾丸间质细胞

(1) 目的：了解睾丸间质细胞的形态特点。因教学切片标本中的间质细胞太少，故作为补充。

(2) 材料与方法：人的睾丸和附睾，Susa 液固定，横断石蜡切片，HE 染色。

(3) 显微镜观察：在生精小管之间之结缔组织内（即睾丸间质），可见有三五成群的间质细胞，呈圆形或多边形，较大，细胞核呈圆形，偏于一侧，核仁明显且偏于核之一侧。胞质嗜酸性染成鲜红色，内含较多脂滴。

2. 人精液涂片

(1) 目的：了解人精子的形态结构。

(2) 材料与方法：将人精液涂成薄片，HE 染色。

(3) 显微镜观察：精子头部呈椭圆形，芝麻粒状，染为蓝紫色，顶体部色稍浅，尾部细长，呈红色，占精子全长的大部分。

3. 小鼠活精子

(1) 目的：了解高等动物活精子的游动情况。

(2) 材料与方法：杀死小鼠取其附睾，在生理盐水中剪碎，置于凹心玻璃片上，将光阑关闭，镜下观察。

(3) 显微镜观察：可见活精子游动如同蝌蚪，随着时间的延长，活动力逐渐减弱，以至于失去活动能力，最后死亡。

4. 阴茎

（1）目的：了解阴茎勃起组织的构造特点。

（2）材料与方法：人的阴茎，Helly 液固定，横断火棉胶切片，HE 染色。

（3）显微镜观察：切片呈圆形，可见：

1）皮肤：被覆在阴茎外表面，表皮无毛，真皮中有散在的平滑肌束，皮下组织无脂肪。

2）阴茎筋膜：为疏松结缔组织。

3）白膜：包在三个海绵体外面，为染成深红色的致密结缔组织。阴茎海绵体的白膜较厚，尿道海绵体的白膜较薄。

4）阴茎海绵体：勃起组织的结构即海绵体，主要由静脉腔隙和小梁组成。勃起组织含有许多大小、形态不一的腔隙，即静脉腔隙，腔面有内皮被覆，腔内的血液多半已流失。腔隙周围的组织是小梁，由少量结缔组织和走向不一的平滑肌纤维束组成。在小梁内可见不同切面的小动脉，即螺旋动脉，其特点是中膜较厚，内膜形成纵嵴突入腔内。

5）尿道海绵体：尿道上皮为复层柱状上皮，可见上皮凹陷成尿道腺，均由黏液细胞组成。

5. 睾丸间质细胞

（1）目的：了解睾丸间质细胞是分泌男性类固醇激素的内分泌细胞。

（2）材料与方法：人或动物睾丸，Baker 液固定，石蜡切片，苏丹黑 B 染色。

（3）显微镜观察：可见生精小管间有小群落睾丸间质细胞，胞质内充满蓝黑色颗粒，即类固醇激素类物质。

四、小结

1. 男性生殖系统知识概要

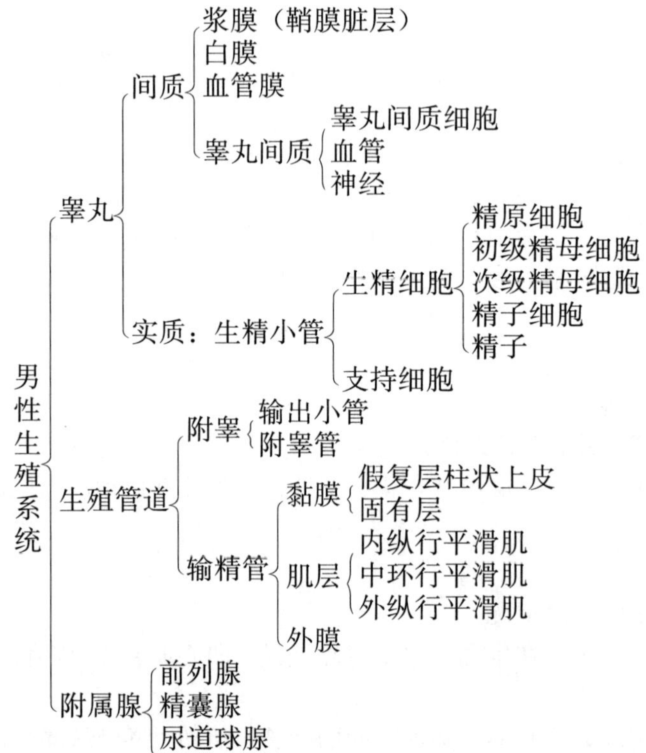

2. 男性生殖系统的组成及功能

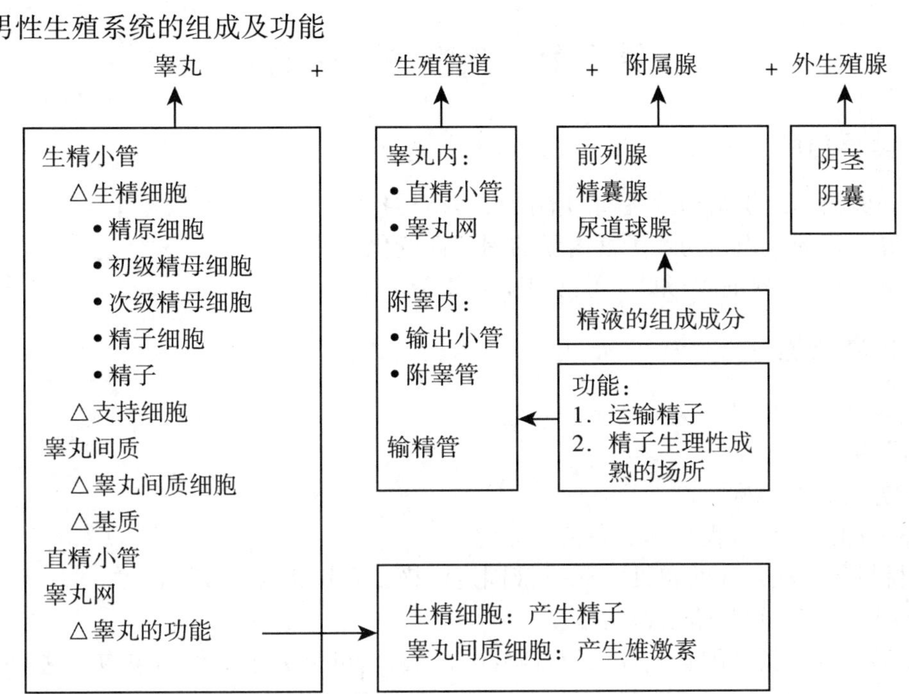

3. 睾丸生精细胞、支持细胞和间质细胞的比较

名称		形态	大小	位置	染色体数目	功能
生精细胞	精原细胞	圆形或卵圆形	12μm	生精小管　紧贴基膜	46，XY	一部分为干细胞，一部分发育为初级精母细胞
	初级精母细胞	圆形	18μm	生精小管　精原细胞内侧	46，XY	经第一次减数分裂发育成次级精母细胞
	次级精母细胞	圆形	12μm	生精小管 初级精母细胞内侧	23，X或23，Y	经第二次减数分裂发育成精子细胞
	精子细胞	圆形	8μm	生精小管近腔面	23，X或23，Y	变态成为精子
	精子	蝌蚪形	长约60μm	生精小管 附着在生精小管顶端	23，X或23，Y	成熟后有受精能力
支持细胞		不规则锥体形	不定	生精小管 生精细胞之间	46，XY	支持、营养、吞噬、分泌、参与构成血睾屏障
间质细胞		圆形或多边形	12μm	睾丸间质内	46，XY	分泌雄激素

（张菁华　高　群）

第二节　女性生殖系统

一、实验目的

1. 掌握卵巢的组织结构及各期卵泡的形态结构特点。
2. 掌握子宫的组织结构及子宫内膜的周期性变化。
3. 了解下丘脑-腺垂体-卵巢-子宫内膜的关系。

二、标本观察

1. 卵巢

（1）目的

1）掌握卵巢的结构。

2）掌握卵泡发育过程及其形态结构变化。

（2）材料与方法：猫的卵巢，Susa 液固定，横断石蜡切片，HE 染色。

（3）肉眼观察：切片略近卵圆形。

1）皮质：为卵巢周围着色较深的宽阔部分，其内可见大小不等的空泡，这就是发育过程中卵泡的切面。此外见到体积较大染成浅红色的圆形结构，是妊娠黄体的切面。

2）髓质：为卵巢中央着色较浅的狭窄部分，切片一侧与卵巢系膜相连处为卵巢门。

（4）低倍镜观察（必要时可结合高倍镜观察）

1）被膜：包在皮质的外面，从外向内：

A. 上皮：单层扁平上皮，即所谓之表面上皮。

B. 白膜：由薄层致密结缔组织组成，细胞多，纤维少，梭形细胞较整齐地平行排列于卵巢表面。

2）皮质：占卵巢构造的大部分，由各期发育的卵泡、黄体和富含梭形细胞的结缔组织所组成。

首先重点观察各期发育的卵泡。

A. 原始卵泡（primordial follicle）：在皮质外周，数量很多，由中央的一个圆形的初级卵母细胞和外周单层扁平的卵泡细胞所组成。初级卵母细胞体积大，核大，圆形，染色质呈空泡状，核仁明显，胞质内有粉红色的卵黄颗粒（因制片的原因已不能分辨其颗粒）。卵泡细胞的细胞界限不易分清，只能见到其扁圆形的细胞核。

B. 生长卵泡（growing follicle）：体积增大，可分为初级卵泡和次级卵泡，选择不同的卵泡作连续观察：

a. 初级卵泡：由原始卵泡发育而来。初级卵母细胞体积稍大，卵泡细胞由单层扁平变为单层立方或单层柱状（此为卵泡开始生长的最明显的标志）或增殖为多层。在卵泡细胞和外周初级卵母细胞之间出现富含糖蛋白的嗜酸性厚膜，折光性强，为透明带。在初级卵泡周围，结缔组织梭形细胞逐渐密集，形成卵泡膜。

b. 次级卵泡：初级卵母细胞进一步增大，卵泡细胞增殖达 10 余层，卵泡腔出现，放射冠出现，卵泡腔周围为颗粒细胞，形成颗粒层。卵泡膜逐渐分为两层，外层细胞仍为梭形，沿卵泡外周平行排列，内层为多突较大的细胞，细胞核呈圆形或卵圆形，细胞排列较疏散，细胞间有较多小血管。

C. 成熟卵泡：（mature follicle）：体积更大，卵泡腔合并成一个大腔，腔内充满卵泡液，在固定切片上呈粉色的细小颗粒。初级卵母细胞已被挤到卵泡腔的一侧，透明带和放射冠明显，卵泡细胞被分成两部分：一部分称卵丘，包围在初级卵母细胞之外，隆起呈小丘状；另一部分叫颗粒层，包围在卵泡腔周围，由密集排列的数层颗粒细胞组成。卵泡膜的内外两层界限更为明显。

继续观察以下构造：

D. 闭锁卵泡：可发生在卵泡发育的各个时期。如发生在初级卵泡，则初级卵母细胞萎缩，透明带失去圆形，细胞核也变形。如发生在次级卵泡，初级卵母细胞也萎缩，周围的透明带皱缩成一嗜酸性物质，卵泡腔凹陷，有时外围形成一些着色浅、体积较大的细胞，是肥大的卵泡膜内层膜细胞。

E. 间质腺：生长卵泡退化后，其周围肥大的卵泡膜内层膜细胞成团地分散在结缔组织中，称为间质腺。间质腺细胞体积较大，多边形，细胞核圆形，胞质呈空泡状，着色较浅。

F. 妊娠黄体（corpus lustrumof pregnancy）：体积很大，其外有结缔组织被膜，与周围组织分界清楚，其内黄体细胞的体积也大，胞质着色较深，含有黄色的脂色素。细胞之间有丰富的毛细血管。

3）髓质：由疏松结缔组织组成，内有许多大小不等的血管，在卵巢门的附近有一些平滑肌。卵巢门细胞多见于绝经期卵巢，一般不易见到，不必特意寻找。

2. 输卵管

（1）目的

1）了解输卵管的结构。

2）能与输精管、输尿管相鉴别。

（2）材料与方法：人输卵管的壶腹部，Susa 液固定，横断石蜡切片，HE 染色。

（3）肉眼观察：输卵管的横切面略呈圆形，其中染色较深的是黏膜，与输卵管一侧相连的结构是输卵管系膜。

（4）低倍镜观察

1）黏膜：皱襞很多，管腔几乎被分支皱襞充满，只留一裂隙。黏膜上皮是单层柱状上皮，上皮下面是固有层，由结缔组织组成，其中含有较多的血管，可见到固有层伸入皱襞内。

2）肌层：由平滑肌组成，内层环行，外层纵行，纵行肌排列很分散，其周围有大量的结缔组织和血管。

3）浆膜：由单层扁平上皮被覆在输卵管最外面，其下为结缔组织。

（5）高倍镜观察：输卵管的单层柱状上皮由两种细胞组成：一种是纤毛细胞，胞核呈圆形或椭圆形，染色较浅，细胞游离面有纤毛（如纤毛看不清，可根据核的特点来区别）；另一种是分泌细胞，位于纤毛细胞之间，着色较深，游离面没有纤毛，胞核呈长圆形，染色也较深。

3. 子宫（增生期）

（1）目的：掌握子宫的构造及增生期子宫内膜（endometrial）的结构特点。

（2）材料与方法：人的子宫，Susa 液固定，横断石蜡切片，HE 染色。

（3）肉眼观察：表面染成紫色一层是黏膜，染成粉红色很厚的部分是肌层。

（4）低倍镜观察

1）子宫内膜

A. 上皮：为单层柱状上皮（纤毛很难看到）。

B. 固有层：含有大量基质细胞，其胞核较大，呈卵圆形，细胞间质内含有网状纤维，但标本上不易辨认。在固有层中，未见充血，腺体不多，较小，不太弯曲。

如仔细观察，固有层可分成界限不明显的两层：①功能层（functional layer）：靠腔面，较厚，腺体的断面较少，多数是腺体纵行的断面；②基底层（basal layer）：在深部靠肌层，较薄，由于切到腺的稍弯曲的底部，故腺体的断面较多，且多数是横断或斜断面。

2）肌层：很厚，平滑肌成束，肌束之间有少量的结缔组织，肌束走向很乱，不能清楚地分层。不过从内向外大致分为三层：

A. 黏膜下层：较薄，肌束多数是纵行的，也有少数环行或斜行的平滑肌纤维束。

B. 血管层：最厚，平滑肌纤维有纵行和环行的两种，以环行的为主，有较大的血管穿行其间。

C. 浆膜下层：也由平滑肌纤维束纵横交错构成。

4. 浆膜在肌层的外面，外膜与一般浆膜的结构相同。

5. 子宫（分泌期）

（1）目的：掌握分泌期子宫内膜的结构特点，并与增生期进行比较，从而加深对子宫内膜周期性变化的理解。

（2）材料与方法：人子宫，Susa 液固定，横断石蜡切片，HE 染色。

（3）低倍镜观察：

将观察结果与增生期子宫内膜进行比较，并填入下表：

	增生期	分泌期
内膜厚度		
腺体断面数量		
腺体结构		
间质的改变		
血管的改变		

6. 子宫颈阴道部

（1）目的：掌握子宫颈的结构。

（2）材料与方法：人的子宫颈阴道部，Susa 液固定，纵断石蜡切片，HE 染色。

（3）肉眼观察：切片上平整的一端是子宫颈的切缘，另一端呈分叉形，其较宽的部分是子宫颈伸入阴道的部分，一侧较平整，是子宫颈管的腔面，另一侧凹陷处是阴道穹，与它连续的是阴道壁。

（4）低倍镜观察：

1）子宫颈的结构：子宫颈的黏膜有许多深皱襞，切片上常误以为是管状腺。上皮细胞呈高柱状，大部分是分泌黏液的细胞，在子宫颈外口处上皮突然由单层柱状上皮变为复层扁平上皮，并与阴道的上皮相连续。

2）阴道的构造：由三层膜组成：

A. 黏膜：上皮是未角化复层扁平（鳞状）上皮，固有层纤维排列致密，近肌层处则变疏松。

B. 肌层：平滑肌纤维排列不规则，大致为内环行、外纵行。

C. 外膜：与一般纤维膜相同。

7. 乳腺

（1）目的

1）了解妊娠后期乳腺的结构特点。

2）了解乳腺从静止期转变为活动期的主要形态变化。

（2）材料与方法：兔妊娠后期乳腺，Susa 液固定，石蜡切片，HE 染色。

（3）低倍镜观察：妊娠的乳腺，小叶间结缔组织很少，小叶内腺泡很多，腺泡腔内还可见染成紫红色的乳汁。在小叶间有较大的导管。

（4）高倍镜观察

1）腺泡：为单层柱状上皮，细胞核呈椭圆形，近游离面胞质内常出现空泡（是脂滴溶解所致）。上皮细胞与基膜之间有肌上皮细胞（标本上不易辨认）。腔内含有乳汁，染成红色的是乳汁中的蛋白质成分，空泡是乳汁中的脂滴溶解而形成。

2）小叶间导管：管腔比腺泡腔大得多，管壁由一层或两层柱状上皮细胞构成，腔内也可见到乳汁。

乳腺各小叶的分泌是交替的，故各小叶腺泡细胞的形态不完全一致。

三、示教

1. 乳腺（静止期）

（1）目的：了解静止期乳腺的结构特点。

（2）材料与方法：人的乳腺，10％甲醛固定，垂直于乳头的石蜡切片，HE 染色。

（3）肉眼观察：在切片一侧的表面有一弯曲的、紫色的薄层，是皮肤的表皮。此外，可见到一片粉红色组织，其中散布蓝紫色小团，即乳腺小叶所在的位置。

（4）低倍镜观察：静止期乳腺的构造大部分是结缔组织，胶原纤维相当粗大，其中也可见血管的断面和脂肪细胞。乳腺小叶较分散，小叶是由腺泡、导管和较多的结缔组织组成，但腺泡和导管不易区分。导管的腔较大，而腺泡则腔小或为没有腔的一团细胞。

在靠近皮肤处见数条纵断面的管，管壁被覆复层扁平（鳞状）上皮，有时能见到此管开口于皮肤表面，即输乳管。

乳头的皮肤在表皮的基底层中有许多棕色的色素颗粒，表皮下结缔组织中有大量平滑肌束，肌束走向不一。

（5）高倍镜观察：

1）导管：管腔较大，管壁被覆两层上皮细胞。

2）腺泡：管腔较小，或无管腔，只见一团细胞。

2. 妊娠黄体

（1）目的：了解妊娠黄体的结构。

（2）材料与方法：人的卵巢（含妊娠黄体），Hilly 液固定，石蜡切片，HE 染色。

（3）肉眼观察：切片近圆形，中央色浅部分是黄体的中央，周边部分是黄体细胞所在部位。

（4）低倍镜观察：整个黄体的表面包裹着结缔组织的被膜，结缔组织伸入黄体内将黄体分隔成一些小区。其内细胞着色较浅，是颗粒黄体细胞。着色较深的是膜黄体细胞，它位于靠近结缔组织隔的部位。黄体中央腔内充满着浆液性含纤维的液体和血液，表明此黄体处于妊娠的较早期阶段。选择一合适部位观察两种黄体细胞。

（5）高倍镜观察

1）颗粒黄体细胞（granular lute incell）：较大，呈多边形，细胞核圆形，核仁清楚，细胞质着粉红色，有的有空泡（制片时脂滴被溶解所致）。

2）膜黄体细胞（theca lute incell)：较小，形态不规则，细胞核与细胞质染色均较颗粒黄体细胞为深。

3. 黄体细胞 3β-羟甾脱氢酶

（1）目的：观察黄体细胞内 3β-羟甾脱氢酶的活性。3β-羟甾脱氢酶是类固醇激素合成中所需要的一种酶，其活性的强弱表示黄体细胞合成类固醇激素的功能状况。

（2）材料与方法：动物卵巢，新鲜冰冻切片，用组织化学方法显示 3β-羟甾脱氢酶活性。

（3）低倍镜观察：选择一结构完整、反应良好的黄体，换至高倍镜下观察。

（4）高倍镜观察：黄体细胞胞质内充满深蓝色的反应颗粒，即表示有 3β-羟甾脱氢酶活性的存在。胞核为阴性反应。

四、小结

1. 女性生殖系统知识概要

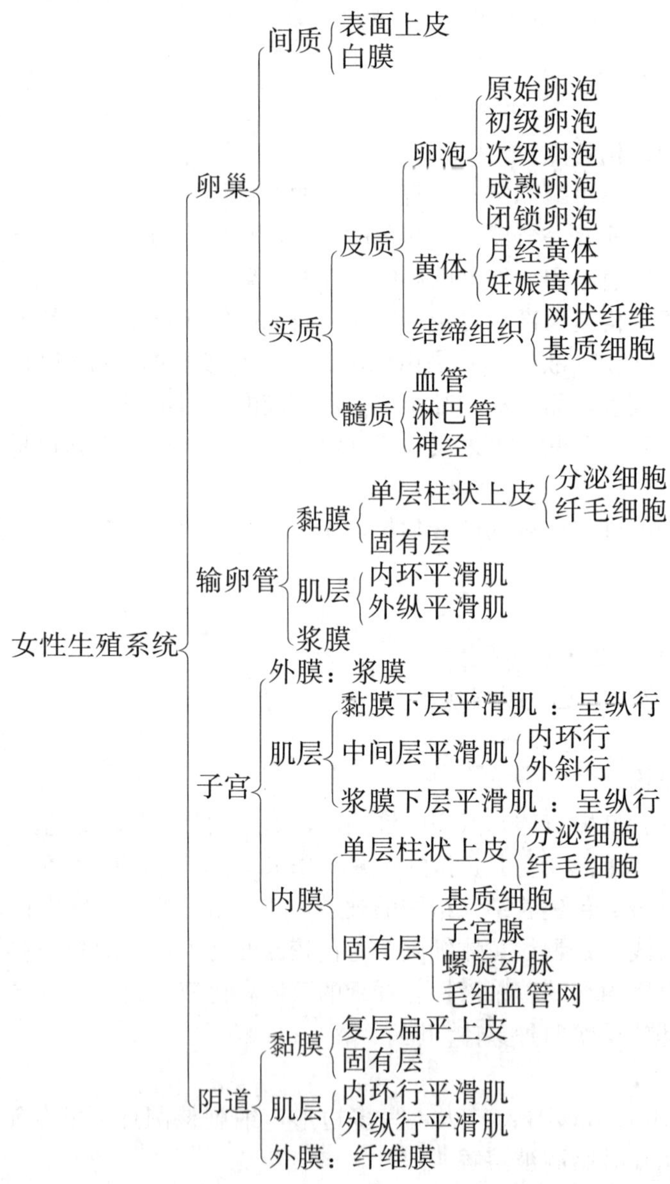

2. 各期卵泡的比较

名称		位置	直径	卵细胞	卵泡细胞	卵泡膜
原始卵泡		皮质浅层	40～50μm	初级卵母细胞 直径 30～40μm	单层扁平	无
生长卵泡	初级卵泡	皮质浅层	增大	初级卵母细胞 直径 50～80μm	单层立方、柱状或多层	有，不太明显
	次级卵泡	由皮质浅层向深层移行	更大	初级卵母细胞，直径 125～150μm，位于卵丘内	由卵泡腔、卵丘、放射冠、颗粒层	明显；分内、外两层
成熟卵泡		突向卵巢表面	可达 1.5～2.0cm	排卵前 36～48h 完成第一次减数分裂形成次级卵母细胞和第一极体	卵泡液激增，卵泡腔扩大，颗粒层相应变薄	明显
闭锁卵泡		皮质内	大小不一	溶解消失	退化消失	次级卵泡晚期形成间质腺

3. 月经周期子宫内膜变化的比较

名称	增生期	分泌期	月经期
时间	第 5～14 天	第 15～28 天	第 1～4 天
内膜厚度	2～4mm	5～7mm	1mm 萎缩、脱落
子宫腺	小而少，腺腔狭窄	多、腺腔大，充满分泌物	基底层残留腺体底部细胞于月经期中止之前增生，修复表面上皮
螺旋动脉	增长并逐渐弯曲	进一步增长弯曲	先收缩后扩张并破裂出血
基质细胞	分裂增生，产生纤维和基质	继续增生	萎缩坏死
特点	末期卵泡成熟并排卵	固有层组织液增多、水肿	坏死内膜脱落，和血液一同排出

4. 内分泌系统与女性生殖系统的关系

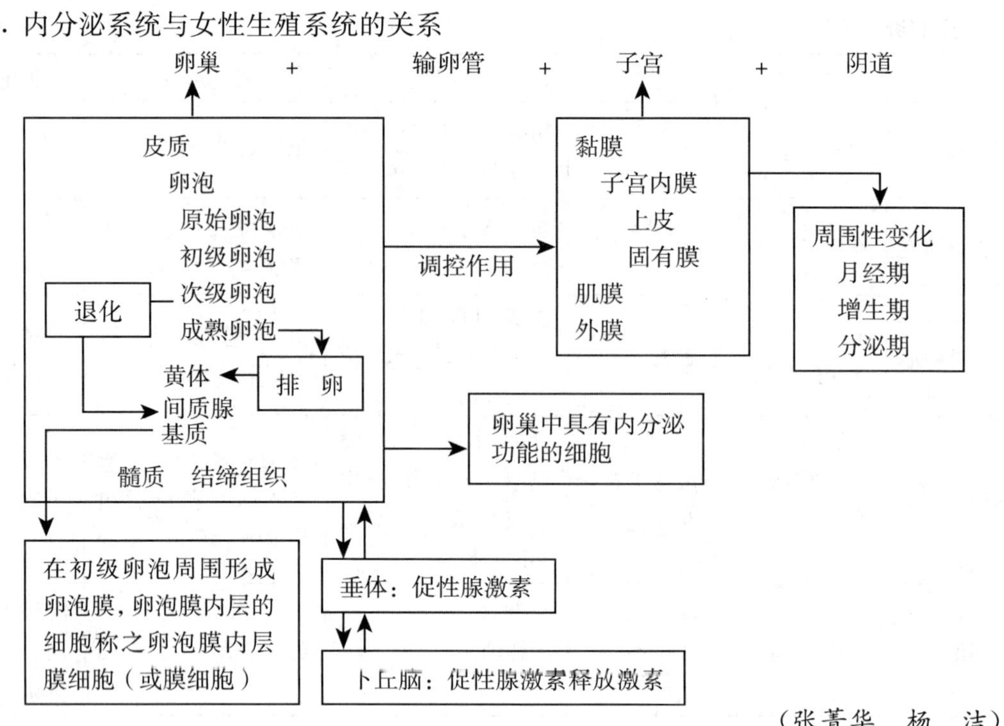

（张菁华 杨 洁）

第十四章　眼和内耳

一、实验目的

1. 掌握眼球壁三层膜的组织结构（重点为角膜、虹膜、睫状体及视网膜）及螺旋器的组织结构。

2. 了解晶状体的结构与功能。

3. 了解房水的产生及循环途径。

4. 了解眼睑的结构。

5. 了解螺旋器的组织结构、细胞组成及功能。

二、眼的标本观察

1. 眼球

(1) 目的

1) 掌握眼球壁的组织结构，重点为角膜、虹膜、睫状体和视网膜。

2) 了解屈光系统，特别是晶状体的结构与功能。

3) 了解房水的产生及循环途径。

4) 了解眼睑的组织结构。

(2) 材料与方法：人的眼球，Szent-Gyorgyi 液固定，平行于眼轴的火棉胶切片，HE 染色。

(3) 肉眼观察：眼球为一球形器官，前部稍向前突出，后部有视神经。

• 眼球壁由三层膜组成。

1) 纤维膜：位于眼球最外面，染成红色。它可分为两个部分：

A. 角膜（cornea）：位于眼球前部，稍向前突出。

B. 巩膜（sclera）：位于眼球后部，其前部表面被覆有球结膜。

二者移行处称角膜缘（corneal limbus）。

2) 血管膜：位于纤维膜内面，呈棕黑色，它可分为三个部分：

A. 脉络膜（choroid）：位于眼球后部，紧贴巩膜内面。

B. 睫状体：（ciliary body）：为脉络膜向前增厚的部分。

C. 虹膜（iris）：由睫状体再向前，游离于角膜之后、晶状体之前的薄膜，其中央有圆形孔隙是瞳孔。

3) 视网膜：位于血管膜内面，它可分为两个部分。

A. 视网膜视部：位于脉络膜内面。

B. 视网膜盲部：紧贴于睫状体与虹膜内面。

• 屈光系统由角膜、房水、晶状体和玻璃体组成。

1) 前房和后房：前房是指角膜之后、虹膜之前的空隙。后房是指虹膜之后、玻璃体之前及睫状体与晶状体之间的空隙。前、后房在生活时充满房水。

2）晶状体（lens）：位于虹膜与瞳孔之后、玻璃体之前，为染成红色的椭圆体。

3）玻璃体（viteousbody）：位于晶状体与视网膜之间（标本中不易分辨）。

（4）低倍镜观察（必要时可结合高倍镜观察）

1）眼球后部（由外向内观察）

A. 巩膜：由致密结缔组织组成，纤维束之间可见成纤维细胞及少量色素细胞。

B. 脉络膜：在巩膜内面，是富有大量色素细胞及血管的结缔组织，在脉络膜及视网膜相连接处为一层均匀一致、染成粉红色的薄膜，称为玻璃膜。

C. 视网膜视部：即通常所说的视网膜，在脉络膜内面，是由四层细胞组成的。从外向内依次为：色素上皮层、视细胞层、双极细胞层和节细胞层，但在普通染色标本上不易观察各层细胞的完整形态，只可辨认 10 层结构，即：

a. 色素上皮层：位于视网膜最外层，为一层含有黑色素的立方上皮细胞。

b. 视锥视杆层：由染成粉红色的许多纤维状和锥状突起组成，它们是视杆细胞（rod cell）和视锥细胞（cone cell）的外侧胞突。

c. 外界膜：为一层均质性结构的粉红色薄膜。

d. 外核层：在外界膜之内，可见许多胞核聚集成层，为视杆细胞和视锥细胞的胞体所在。

e. 外网层：由视细胞的内侧突和双极细胞的树突以及水平细胞的突起组成，为粉染之纤维网。

f. 内核层：在外网层内方，又可见许多胞核聚集成层，为双极细胞、支持细胞及联络细胞（水平细胞及无长突细胞）的胞体所在处。

g. 内网层：呈粉红色之纤维网，由双极细胞的轴突与节细胞的树突以及无长突细胞和网间细胞的突起组成。

h. 节细胞层：可见数目较少、体积较大的节细胞的胞体，内含大而圆的泡状核，核仁明显，胞质内可见尼氏体。

i. 神经纤维层：由粉红色细长的神经纤维组成，是节细胞的轴突，沿视网膜向视神经乳头集中。

j. 内界膜：位于视网膜最内层，为一层均质结构的粉红色薄膜。

视网膜视部向前与视网膜盲部相连，二者交界处参差不齐，称为锯齿缘。该处视网膜常因制作标本时有剥脱而呈隆起状。

视神经乳头（papilla of optic nerve）：为神经纤维集中穿出视网膜处。此乳头边缘突起，中央凹陷。视神经纤维穿行处的巩膜称筛板，经此之后视神经纤维集合成束组成视神经，外有数层结缔组织膜包裹，各与脑之软膜、蛛网膜、硬膜及眼球之巩膜相连续。在视神经乳头中央见到的动、静脉是视网膜中央动、静脉。

黄斑：在眼球的后极，有一淡黄色区域，称为黄斑，其中央有一凹陷称中央凹。该处视网膜的厚度逐渐变薄而形成凹陷，主要含有色素上皮细胞和视锥细胞。此处无血管。

2）眼球前部

角膜镜下观察有 5 层结构。

A. 前上皮：为复层扁平（鳞状）上皮，其特点为基部平整而无乳头，表层不角化，不含色素细胞，上皮的表层细胞伸出少量突起浸浴在表面的泪液膜中，但切片中不能显示。

B. 前界膜：为一层均质的被染成粉红色的薄膜。

C. 固有层：由大量与表面平行排列的胶原纤维束组成，其纤维与巩膜纤维相延续，胶原纤维束间有少量扁平的成纤维细胞。此层内无血管为其特点。

D. 后界膜：也是一层均质粉染的薄膜。

E. 后上皮：在角膜最内面，为单层扁平上皮。

3）球结膜：在角膜外缘，可见巩膜表面有一层疏松结缔组织，外被复层扁平上皮，该上皮与角膜上皮相连续，此即为球结膜。

A. 虹膜角膜角（前房角）：为角膜与虹膜的夹角。可见角膜固有层的纤维、后界膜和后上皮延续展开成小梁网（即梳状韧带），网间裂隙称方氏（Fontana）间隙（小梁间隙），其壁衬有内皮，并与角膜内皮、虹膜内皮相连续。在巩膜与角膜交界处的内侧，有窄长的腔隙，为环行的巩膜静脉窦（即 Schlemm 管）的横断面，腔面衬有内皮，该窦后方，巩膜内面向前突出一尖锐的嵴称为巩膜距。

B. 虹膜：为富含色素的环状薄膜，自前向后可分为三层：

a. 前缘层：位于前面，与角膜后上皮相续，是一层不连续的成纤维细胞和色素细胞。

b. 虹膜基质：位于前缘层后方，由结缔组织、色素细胞和血管组成。

c. 上皮层：位于后面，由两层细胞组成。

前层细胞呈梭形，含有少量的黑色素颗粒，由此细胞分化出一层放射状的瞳孔开大肌，因含有肌原纤维，镜下可见到一层紧贴该层细胞前面的粉红色薄膜。在虹膜的游离缘，还分化出环形的瞳孔括约肌，为成束的平滑肌。

后层细胞较大，呈立方形或低柱状，胞质内充满粗大的黑色素颗粒。

C. 睫状体：位于虹膜后外侧，前与虹膜相连，内表面贴附有视网膜盲部，睫状体切面呈三角形，内侧有许多突起，即睫状突。

睫状体自外向内可分为三层：

a. 睫状肌层：为脉络膜延续之膨大部，主要含有睫状肌和肌间结缔组织。睫状肌为平滑肌，附于巩膜距上，肌纤维排列方向有三：外侧为纵行的经线纤维，中间为放射状纤维，内侧为环行纤维。肌纤维之间的结缔组织中含有弹性纤维和少量的色素细胞。

b. 血管层：是富含血管的结缔组织，后部较薄，前部较厚，偶见色素细胞。

c. 睫状上皮层：为视网膜盲部的睫状体部，由两层立方细胞组成，外层为含有色素的立方上皮，内层为胞质清明的立方上皮。睫状突与晶状体之间有许多纤维相连，即睫状小带（又称之晶状体悬韧带）。

D. 前房与后房：其位置关系与肉眼观察相同。

E. 晶状体：在虹膜之后，呈双凸椭圆形透镜状。

a. 晶状体囊：为包在晶状体外表的红染薄膜。

b. 晶状体上皮：位于晶状体前面，晶状体囊下的一层扁平上皮，接近晶状体赤道部逐渐增高为立方及柱状。

c. 晶状体纤维（lens fiber）：组成晶状体实质的大部分，为细长纤维，由晶状体上皮转变而成，核已消失。

F. 玻璃体：充填于晶状体与视网膜之间。其表面有一层染成粉色的薄膜，即玻璃体膜，膜内为透明均质结构的胶状物，含有少量多突细胞，因制作标本时高度收缩，故不易见到。

2. 眼睑

（1）目的：了解眼睑的组织结构。

（2）材料与方法：人的上眼睑，Helly液固定，矢状断面的石蜡切片，HE染色。

（3）肉眼观察：眼睑断面呈三角形，稍弯曲，边缘染成蓝紫色，稍凹侧蓝色边缘为睑结膜，稍凸侧蓝色边缘为皮肤，二者相接处为睑缘。睑缘对侧为眼睑基部。

（4）低倍镜观察：由前向后分清以下各层：

1）皮肤：较薄，真皮乳头浅，有毛囊、皮脂腺和汗腺。睑缘处有几列粗大的毛即睫毛，无立毛肌。睫毛根部的皮脂腺很大，称蔡氏（Zeis）腺。其附近有大汗腺，腺腔很大，上皮为单层立方或柱状，即摩尔（Moll）腺。

2）皮下组织：由薄层结缔组织组成，黄种人可见有脂肪组织。

3）肌层：主要为眼轮匝肌，环行，切片上呈横断之骨骼肌纤维，眼睑基部纵行骨骼肌为上睑提肌，在睫毛毛囊之间有散在的骨骼肌纤维，即睫毛肌。眼睑基部还可见有平滑肌，称眼睑（Muller）肌。

4）睑板：是由致密结缔组织组成的板状结构，睑板内可见几乎与之等长的睑板腺，形态与皮脂腺相同，睑板腺中央有一长且直的腺导管，腔面衬以复层扁平上皮，有时可见其开口于睑缘。在睑板之上，眼睑基部有时可见到一团浆液性腺泡，就是副泪腺。

5）睑结膜：由复层柱状上皮和薄层结缔组织组成，上皮细胞之间夹杂有少量杯状细胞。近眼睑根部，结膜具有皱襞，是穹窿部。固有层及上皮内可见多数淋巴细胞浸润。

三、眼的示教

1. 黄斑

（1）目的：了解黄斑的组织结构特点及其与感光敏锐度的关系。

（2）材料与方法：人的眼球，Szent-Gyorgyi液固定，平行于眼轴的火棉胶切片，HE染色。

（3）显微镜观察：可见中央凹处视网膜变薄，呈漏斗状，由外向内只见色素上皮层、视锥层、外核层、外网层和内界膜五层。其余各层细胞都倾斜于中央凹的边缘。

2. 泪腺

（1）目的：了解泪腺的组织结构及其与腮腺在结构上的区别。

（2）材料与方法：人的泪腺，Helly液固定，石蜡切片，HE染色。

（3）显微镜观察：可见疏松结缔组织将泪腺分隔成许多小叶，选择部位，再仔细观察：

1）腺泡：为浆液性腺泡，上皮由柱状细胞组成，着色较浅，胞核呈圆形位于基底，腺泡外也附有肌上皮细胞，但不易分清。

2）小叶内腺管的管腔较腺泡腔大，管壁为单层柱状上皮，小叶间排泄管被结缔组织包绕，管壁可为单层柱状上皮、假复层柱状上皮或复层柱状上皮。

四、耳的标本观察

主要观察内耳标本。

（1）目的：了解蜗管在耳蜗内的位置关系，重点了解螺旋器（spiral organ，organ of corti）的组织结构及其功能意义。

（2）材料与方法：豚鼠内耳，Susa液灌注固定，5%～10%硝酸浸泡以去掉骨盐，平行于蜗轴的火棉胶切片，HE染色。

（3）肉眼观察：标本呈不规则形的断面。近切片中央为耳蜗，断面呈锥体状。耳蜗中央着色较深的为蜗轴。蜗轴两侧各有三四个圆形断面即耳蜗切面，每个耳蜗断面都有被染成红色的螺旋板，分为上、下两部，上为前庭阶，下为鼓阶。

在耳蜗断面的四周染成红色部分为颞骨的断面以及半规管、前庭所在部位。

（4）低倍镜观察耳蜗

1）蜗轴：由海绵骨构成，底大顶小，内有血管和耳蜗神经穿行。蜗轴的海绵骨突入管内而形成骨螺旋板，在骨螺旋板基部（近蜗轴处）有成群的神经元，即螺旋神经节。螺旋神经节细胞为双极神经元，其树突分布于螺旋器的听觉细胞上，其轴突组成耳蜗神经。

2）耳蜗：选择一结构完整的耳蜗断面观察，靠近蜗轴部为内侧，远离蜗轴部分为外侧。由蜗轴突出的骨螺旋板和外侧的膜螺旋板（基底膜）共同形成一个隔。由骨螺旋板斜向外上至耳蜗外侧壁有一薄膜是前庭膜。这样耳蜗被分成三个部分：在螺旋板上外侧的三角形腔即膜蜗管，膜蜗管的上面为前庭阶，螺旋板的下面为鼓室阶，前庭阶和鼓室阶属于骨迷路，蜗管属于膜迷路。

前庭阶和鼓室阶的腔面皆被覆以单层扁平上皮。

3）膜蜗管：由上、外及下三个壁所组成。

A. 上壁是前庭膜，膜的中间是薄层结缔组织，两面覆以单层扁平上皮，细胞界限不清楚，只可见椭圆形细胞核。

B. 外壁即耳蜗外壁之一部分，此处骨膜增厚，形成螺旋韧带，螺旋韧带表面被覆有含有毛细血管的假复层或复层柱状上皮，称为血管纹。

C. 下壁由骨螺旋板和膜螺旋板组成，在膜螺旋板上有螺旋器，即听器或 Corti 器。骨螺旋板外缘伸出上、下两突，上面的突向前庭阶叫前庭唇，下面的突向鼓阶叫鼓唇。由前庭唇向外伸出一个均质红染的膜，即盖膜。生活时盖膜与下面螺旋器的毛细胞接触，标本中的盖膜因固定收缩而使之卷摺弯曲，远离螺旋器。

（5）高倍镜观察耳蜗

1）上壁：即前庭膜，与低倍镜下所见相同。

2）外壁：螺旋韧带内层纤维较疏松，内含血管。螺旋韧带表面的假复层或复层柱状上皮即血管纹，内含有丰富的毛细血管。

3）下壁

A. 骨螺旋板：内有平行纤维穿行，染色较深的是螺旋神经节细胞的树突，并由骨螺旋板基部进入螺旋器，分布至听觉感受细胞。

B. 膜螺旋板：与骨螺旋板相连，可分为基底膜、蜗管面和鼓阶面。

a. 基底膜：位于中间，又称固有层，其中有从蜗轴向外呈放射状走行的胶原纤维，染成红色，即所谓的听弦。

b. 鼓阶面：位于基底膜下方，表面被覆一层内皮细胞，细胞界限不清，只可见胞核。

c. 蜗管面：位于基底膜上方，由各种细胞组成螺旋器。须重点观察：

· 柱细胞：在盖膜下面，有两排细胞，内侧者称内柱细胞，外侧者称外柱细胞。其基部较宽，含有圆形的细胞核。因胞质内含有成束微管，故染色很深。此两排细胞上下端相嵌合，中间分离形成三角形腔道，称为内隧道。有时可见有神经纤维穿过。

· 内指细胞：为内柱细胞内侧的一行细胞，位于基膜上，胞核位于细胞中部。

· 内毛细胞：位于内指细胞上方，呈烧瓶状，着色较深，顶端有排列整齐的听毛（不易看清）。

·外指细胞：在外柱细胞外侧，位于基膜之上，排成3～5列，细胞呈柱状，细胞核位于中部。

·外毛细胞：位于外指细胞上方，染色稍深，细胞呈柱状，细胞核圆居细胞中部也排成3～5列。顶端也有排列整齐的听毛。

在内、外指细胞的内、外侧还有许多其他种类的细胞，在此不赘述。

（6）低倍镜观察半规管、椭圆囊和球囊

1）骨性半规管：为颞骨内的圆形小管，有外淋巴间隙。

2）膜性半规管：位于骨性半规管内的一侧，为膜性小管，由立方上皮和固有层组成。上皮细胞界限不清，核呈圆形；上皮外侧有纤维网状物，即固有层之结缔组织。

3）椭圆囊和球囊：构造与半规管相同，但断面口径较大。

4）位觉斑和壶腹嵴：位觉斑包括椭圆囊斑和球囊斑。壶腹嵴和它们一样，均为椭圆囊、球囊和膜半规管的黏膜增厚部分，呈小丘状。

（7）高倍镜观察半规管、椭圆囊和球囊

可见壶腹嵴、椭圆囊斑和球囊斑处黏膜增厚，其固有层的纤维结缔组织特别增厚。上皮细胞可分为两种：

1）支持细胞：细胞底宽顶窄，位于基膜上，细胞核呈卵圆形，位于基部。

2）毛细胞：为感觉细胞，夹于支持细胞之间，细胞上宽下窄，核为圆形，细胞游离端有突起的纤毛，壶腹嵴的纤毛较长，胶状物将纤毛包埋成圆锥状，称壶腹帽。椭圆囊斑、球囊斑的构造与壶腹嵴大致相同，只是纤毛较短，支持细胞分泌的胶状物在其表面形成位砂膜，表面有红染的颗粒，称为位砂，其黏膜隆起也不及壶腹嵴高。

五、耳的示教

壶腹嵴和位觉斑

（1）目的：了解壶腹嵴和位觉斑的组织结构特点。

（2）材料与方法：豚鼠内耳，Susa液灌注固定，5%～10%硝酸浸泡以去掉骨盐，平行于蜗轴的火棉胶切片，HE染色。

（3）显微镜观察：同上述所见，因多数同学不易找到壶腹嵴和位觉斑，示教可以作为补充。

六、小结

眼与耳知识概要

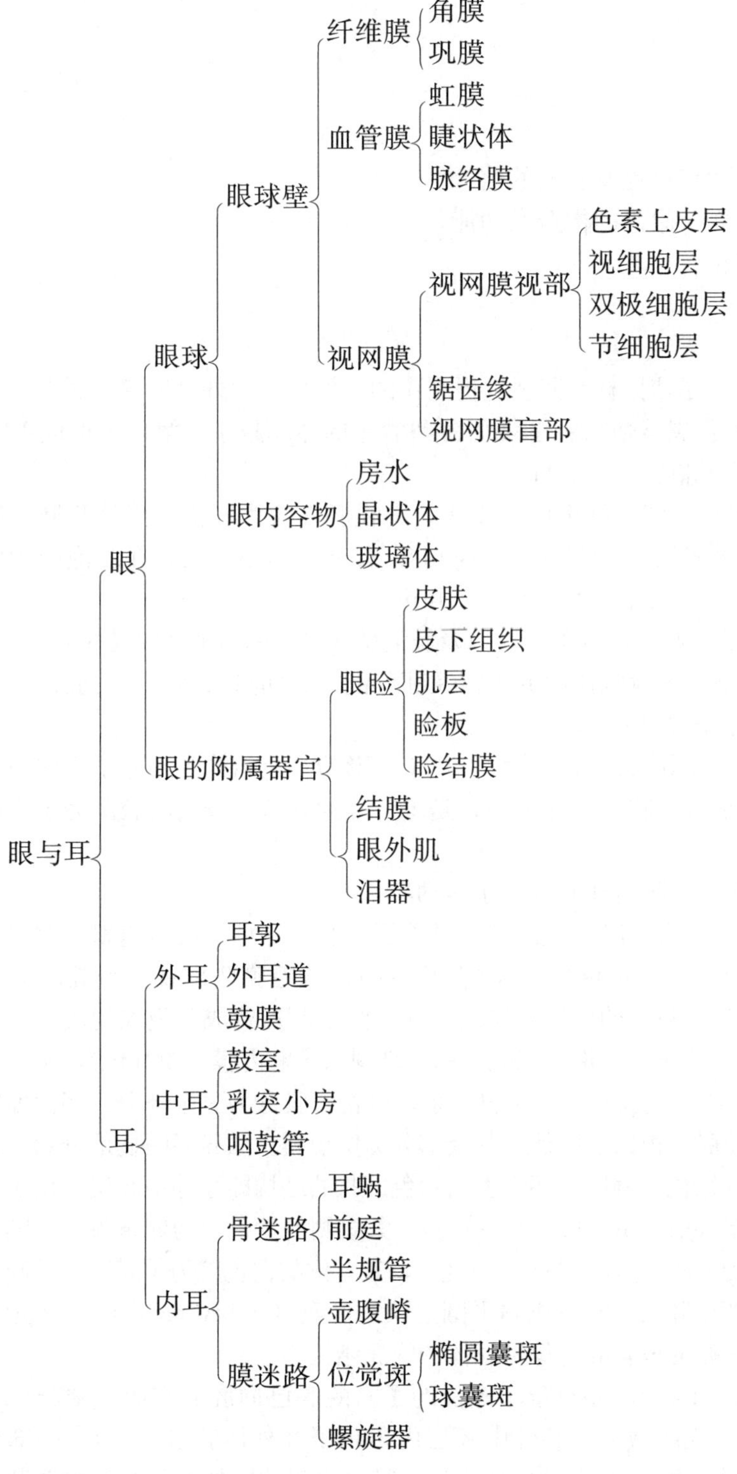

（张菁华　齐云飞）

第十五章　人体胚胎学总论

一、实验目的

1. 掌握胚前期和胚期的发育过程及胚泡的植入。
2. 掌握胎膜的发生及演变，胎盘的构造及功能。
3. 了解胎儿期的外形变化。

二、模型观察

1. 卵裂（cleavage）模型　是依据猴的卵裂过程制作的。模型上卵外之厚膜为透明带。卵裂进行的次数越多，所形成的卵裂球数目也越多而各卵裂球的体积越小，第 3 天形成 12～16 个卵裂球构成的实心胚，称为桑椹胚（morula）。

2. 胚泡（blastocyst）模型　约在受精后第 5 天，桑椹胚发育为胚泡，又称囊胚。胚泡外周有一层扁平的细胞，为滋养层（trophoblast），中央有一大的胚泡腔，在胚泡腔内滋养层的一端有一团细胞附着，称为内细胞群（inner cell mass）。

3. 植入模型　显示排卵、受精、植入的部位以及胚泡植入过程中与子宫内膜的关系。

模型①：排卵与植入模型为一冠状切面的子宫及部分剖开的卵巢。在子宫内腔面的小突起表示一个已经完全植入子宫内膜的胚泡。

下列模型②～⑤即为植入部分切开后之放大，整个方形粉红色结构为部分子宫内膜，附有正在植入的胚泡。上面为子宫的腔面，许多小孔是子宫腺的开口，较大的腔隙为子宫腺的腺腔及血管。

模型②：为受精后 5～6 天，胚泡开始侵入子宫内膜。

模型③：胚泡已全部植入子宫内膜，植入部的滋养层细胞（绿色）已迅速繁殖增厚。内细胞群中出现下胚层（endoderm）（黄色）。此时上胚层的近绒毛膜侧出现一个腔隙为羊膜腔，羊膜腔壁为羊膜。羊膜与上胚层的周缘相连续，故胚盘上胚层构成羊膜腔的底。

模型④：在受精后第 11～12 天，胚泡（绿色）已全部埋入子宫内膜（粉红色），植入后的子宫内膜称蜕膜（deciduas）。根据蜕膜与胚的位置关系，可将蜕膜分为三个部分：胚深面的为基蜕膜，覆盖胚表面的为包蜕膜，植入区以外的其余部分为壁蜕膜。滋养层明显地分为合体滋养层（绿色）和细胞滋养层（绿色）两层，胚泡腔内粉色网状的结构即胚外中胚层。位于胚泡腔侧的一层立方形的细胞为下胚层（hypoblast）（黄色），其腹侧的黄色腔为卵黄囊。紧贴下胚层背侧的一层高柱状的细胞为上胚层（epiblast）（蓝色），其背侧的白色腔为羊膜腔。羊膜腔的底和卵黄囊的顶，即上、下两个胚层共同组成扁平圆盘状的胚盘（embryonic disc）。胚盘将来演变成胚体，胚盘以外的部分则变成营养与保护胚体的附属结构。

模型⑤：为受精后第 14～15 天，胚泡着床部位的子宫蜕膜已向腔面突起，滋养层与胚外中胚层共同组成绒毛膜及突起的绒毛。胚外中胚层内出现了胚外体腔（红色），一部分胚外中胚层包在羊膜腔与卵黄囊表面，而连于绒毛膜与羊膜腔之间的胚外中胚层称为体蒂。

4. 三胚层胚盘的形成（第 3 周）　三胚层形成模型。

18 天人胚模型：模型将大部分绒毛膜切除，只在体蒂部连有少部分绒毛膜与绒毛（褐色突起）。移去上方的羊膜，可见胚盘稍突向羊膜腔。胚盘尾端中线上有原条（primitive streak）及原结（primitive knot）。将下面的卵黄囊拿开，可见卵黄囊顶部组成胚盘的内胚层，其将来形成胚的原肠部分，此时也随胚盘向背侧隆起。在胚盘的纵切面上，可见内（黄色）、中（粉色）、外（蓝色）三个胚层及脊索（notochord）。内胚层向尾端体蒂内突入的盲管即尿囊（allantois）。

5. 胚层的分化和胚体的形成（第 4～8 周）

（1）20 天人胚模型：羊膜、卵黄囊全部切除，只观察胚部分。模型表示三个胚层已开始分化，外胚层（ectoderm）在背侧中央增厚（由头端开始）形成神经板（neuralplate）（深蓝色）。其中央部位凹陷形成神经沟（neural groove）两侧部分隆起形成神经褶。此时原条和原结已退缩至尾端。取去表面之外胚层，可见到脊索（正中线上深红色条状结构），两侧的中胚层（mesoderm）已开始分化形成圆块状的体节（somite）（深红色）。内胚层（黄色）头端部位向背侧的隆起将构成前肠（fore-gut）。由于三个胚层的分化，胚之头端向背侧（羊膜腔中）隆起，胚体开始突入羊膜腔，整个胚体体形开始变长。

（2）22 天人胚模型：羊膜、卵黄囊均切除，胚盘已向腹侧包卷，可见胚体开始呈圆柱形。神经褶自中段开始融合形成神经管（neuraltube），体节数也增多。由胚体腹面观，卵黄囊顶部内胚层形成管状的原始消化管。从横切面上，可见神经管已与外胚层脱离，神经管两侧为一对体节（深红色），体节外侧为间介中胚层，最外侧为侧中胚层，后者已分为两层，即体壁中胚层和脏壁中胚层，两层之间为胚内体腔。

（3）四周人胚外形模型：胚呈圆柱形，已开始弯曲。神经管、脑泡形成，眼泡、耳泡、鳃弓出现。尾明显，体节发育至 20～25 对，腹侧有心脏隆起。卵黄囊缩小，脐带（umbilical cord）开始形成。切断的脐带中有尿囊、脐动脉 2 条和脐静脉 1 条。

（4）四周人胚纵切模型：绒毛膜全部除去，胚体的背上方包有羊膜，腹侧连卵黄囊。胚体已成圆柱形并被纵行切开，可见胚体头、尾两端向腹侧包卷渐互相接近，背面有神经管，腹侧可见内胚层随之卷入而成原始消化管。它可分为三个部分，其前、后端之盲管分别称为前肠和后肠（hind-gut），与卵黄囊相通连的部分称之为中肠（mid-gut）。前、后肠腹面之凹陷处，内胚层与外胚层紧贴成为口咽膜和泄殖腔膜。后肠腹侧壁有尿囊伸入到体蒂中，前肠的腹侧有心脏。

（5）四周人胚横切模型：结构与纵切模型相同，神经管的前、后两端分别可见前、后神经孔。在横切面上胚盘两侧已向腹侧包卷，可见神经管、脊索、背主动脉以及中胚层的体节、间介中胚层、侧中胚层等结构。

6. 胎膜和胎盘

（1）胎膜：妊娠 3 个月子宫的矢状断面，外周为很厚的子宫壁，腔内容纳着胚胎与胎膜（fetal membrane）。子宫壁从外向内为：外膜、肌层和内膜。此时内膜称蜕膜，依据蜕膜与胎儿的位置关系，分为基蜕膜（decidua basalis）、包蜕膜（deciduacapsularis）、壁蜕膜（decidua parietalis）。

1）绒毛膜：包于胚体最外面（绿色），直接与子宫蜕膜接触，它由滋养层和胚外中胚层构成。邻接包蜕膜部分的绒毛退化为平滑绒毛膜，邻接基蜕膜的绒毛增生旺盛为丛密绒毛膜，后者将来发育成为胎盘（placenta）的胎儿部分。

2）羊膜：是平滑绒毛膜里面的一层（蓝色），由羊膜上皮和胚外中胚层构成。此时羊膜与绒毛膜紧贴，胚外体腔已消失。

3）卵黄囊：卵黄囊是连于原始消化管腹侧的一个囊状结构，被包在脐带中。连接卵黄囊与原始消化管的卵黄蒂于第 6 周闭锁，卵黄囊也退化萎缩，但人体的造血干细胞和原始生殖细胞却分别来自卵黄囊壁的胚外中胚层和内胚层。

4）尿囊：尿囊是从原始消化管尾端的腹侧壁向体蒂内伸出的一个盲管，也被包在脐带中。鸟类的尿囊很发达，有储存排泄物的作用。人类胚胎的代谢废物由绒毛膜或胎盘排入母体，尿囊仅为遗迹性器官，但尿囊被包入脐带后，其壁上的间充质分化形成脐血管。尿囊根部与原始消化管尾端分化形成的膀胱相连，尿囊退化后，从膀胱到脐的一段闭锁，形成脐正中韧带。

5）脐带：以体蒂为基础，由羊膜包裹而成，其中有卵黄囊、尿囊、2 条脐动脉和 1 条脐静脉。以后卵黄囊、尿囊相继闭锁，脐带成为外包羊膜，内有间充质分化成的黏液性结缔组织和脐血管，还有闭锁的卵黄蒂和尿囊。

（2）观察胎盘的构造：注意联系胎盘的功能。

1）胎儿部分：有羊膜、绒毛膜板、绒毛干、游离绒毛和固定绒毛。

2）母体部分：有绒毛周间隙、胎盘隔和基蜕膜。

A. 2 个月人胚绒毛膜标本：为一囊泡，只能看到外表的绒毛膜，看不见其内的胚胎。在绒毛膜表面均看到绒毛的突起，此时尚不能区分平滑绒毛膜与丛密绒毛膜。

B. 4 个月胎儿和胎膜标本：标本的大部分为半透明的羊膜。其一侧有厚的绒毛膜包裹为丛密绒毛膜。胎盘已形成。仅在丛密绒毛膜周边见到少部分无绒毛的平滑绒毛膜。通过羊膜可见浸泡在羊水（amniotic fluid）中的胎儿与脐带。

C. 足月新鲜胎盘标本：为圆盘状，中央厚，边缘较薄。表面粗糙为母体面，可见约 15～30 个大小不等的分区，称为胎盘小叶。表面覆盖着羊膜的为胎儿面，连有脐带，表面光滑、透明，透过羊膜可见脐动、静脉的分支。在脐带的断端可见 3 条脐血管，即 2 条脐动脉和 1 条脐静脉。

7. 人胚胎发育的各期特征：

（1）18 天：三胚层胚盘形成。

（2）20 天：神经沟和神经褶形成，原条退缩，胚体开始伸长。

（3）22 天：神经管形成，体节出现。

（4）25 天：胚呈圆柱形，前后神经孔尚未封闭。

（5）28 天：胚呈圆柱形，鳃弓、眼泡、耳泡等开始出现，脐带形成。

（6）5 周：胚体弯曲，尾明显，鳃弓更明显，肢芽出现，脐带伸长。

（7）6 周：头特别大，颜面开始形成，上肢芽已分化为臂及手，手板呈扇形。

（8）7 周：鳃弓消失，上肢已分化出上臂、前臂和手，手部出现手指。足板呈扇形，尾渐收缩。

（9）2 个月：面部具有人类胎儿脸形。足趾出现，外生殖器出现，完全具有人形。

通过观察大体模型可见：

（1）5～8 周：见上述 5 周至 2 个月模型说明。

（2）3 个月：胎头特别大，眼睑闭合，外生殖器可分辨性别。

（3）7 个月：皮肤呈红色，有皱纹，皮下脂肪少，头和体部有毛发，眼睑重又张开，有眉毛和睫毛。

三、畸形观察

1. 脊柱裂　由于椎弓未融合，可有脊膜膨出或脊髓膨出，更严重者可见脊髓张开，暴露于表面。

2. 无脑儿　由于神经管前神经孔未闭合，脑不发育，形成无脑畸形。

3. 脑疝　颅骨发育不良，以致脑从颅顶膨出。

4. 头小畸形　骨缝愈合过早，脑部发育不全，头很小，耳以上部分很小。患者智力低下或完全无能。

5. 短肢　上臂和大腿伸长不足，而成短肢畸形。

6. 并腿　两个下肢芽在生长时彼此融合，形成一个圆锥形结构，胎儿下半身像鱼。

7. 无肢　上、下肢的肢芽都不发育。

8. 先天性鱼鳞癣（表皮发育异常）　皮肤角化增厚，使胎儿全身包着一层像皮革样的硬皮。皮肤上有深的裂沟。

9. 联胎（联体畸胎）　单卵孪生儿偶尔可在发育时连接在一起，在足月时出生一个联体畸胎。依联体的程度和部位不同，可分为：①颅脑联胎；②胸部联胎；③腹部联胎；④臀部联胎。

四、小结

1. 人体胚胎学总论知识概要

从受精卵开始发育至初具人形，概括如下：

精子、卵子 —受精→ 受精卵 —卵裂/细胞增殖→ 桑椹胚（12～16 个卵裂球）→ 胚泡（100 多个细胞）→

- 滋养层 → 绒毛膜
- 胚泡腔 → 消失
- 内细胞群 —细胞分化→
  - 外胚层（羊膜囊底部柱状细胞）
  - 内胚层（卵黄囊顶部立方细胞）

  外、内胚层相贴 →

→ 胚盘（二胚层胚盘）→ 胚盘中的外胚层 —细胞增殖/向胚盘中线尾端集中→

原条
- —细胞增殖下陷/在内、外胚层间扩散→ 中胚层
- —原条头端细胞增殖→ 原结 —原结细胞增殖/在内、外胚层间向前端伸展→ 脊索

三胚层的分化
- 外胚层 —在脊索的诱导下/细胞分化→
  - 神经管 → 脑、脊髓等
  - 神经嵴 → 周围神经系统、肾上腺髓质、表皮、牙釉质、角膜上皮、口腔、鼻腔上皮等
- 中胚层 —细胞增殖/分化→
  - 轴旁中胚层 → 真皮、脊柱、骨骼肌等
  - 间介中胚层 → 泌尿、生殖器官的原基
  - 侧中胚层 → 体腔、体壁肌肉、内脏平滑肌
- 内胚层 —随胚体卷曲→ 原始消化管 → 消化、呼吸道上皮原基等

关于胎儿与母体的关系，概括如下：

胚体
胚泡
内细胞群
卵黄囊
胚体（二胚层）
胚泡腔
羊膜腔扩大
消失
滋养层
分化出羊膜上皮
与外胚层共同构成
羊膜囊
囊腔扩大、羊膜向腹
侧包围卵黄囊、尿囊、体蒂等
脐带
分化出胚
外中胚层
平滑绒毛膜
羊膜腔
扩大
胚外体腔消失
丛密绒毛膜
胎盘
母体
子宫内膜
胚泡的植入
蜕膜
基蜕膜
包蜕膜
壁蜕膜
两膜相贴，子宫腔消失
2. 人胚发生和早期发育
皮肤及附属器
神经系统
体表外胚层
神经管
神经嵴
胚外中胚层
胚外体腔
羊膜
体蒂
胚泡腔
外胚层
滋养层
胚 泡
内细胞群
合体滋养层
细胞滋养层
胚外中胚层
桑椹胚
中胚层
内胚层
轴旁中胚层
间介中胚层
侧中胚层
原始消化管
绒毛膜
受精卵
平滑绒毛膜
获能精子
次级卵母细胞
中轴骨骼和骨骼肌等
泌尿和生殖系统
胚内体腔
消化和呼吸系统等
丛密绒毛膜
基蜕膜
胎盘
与包蜕膜和壁蜕膜融合
随分娩脱落
分泌多种激素
胎盘膜进行物质交换

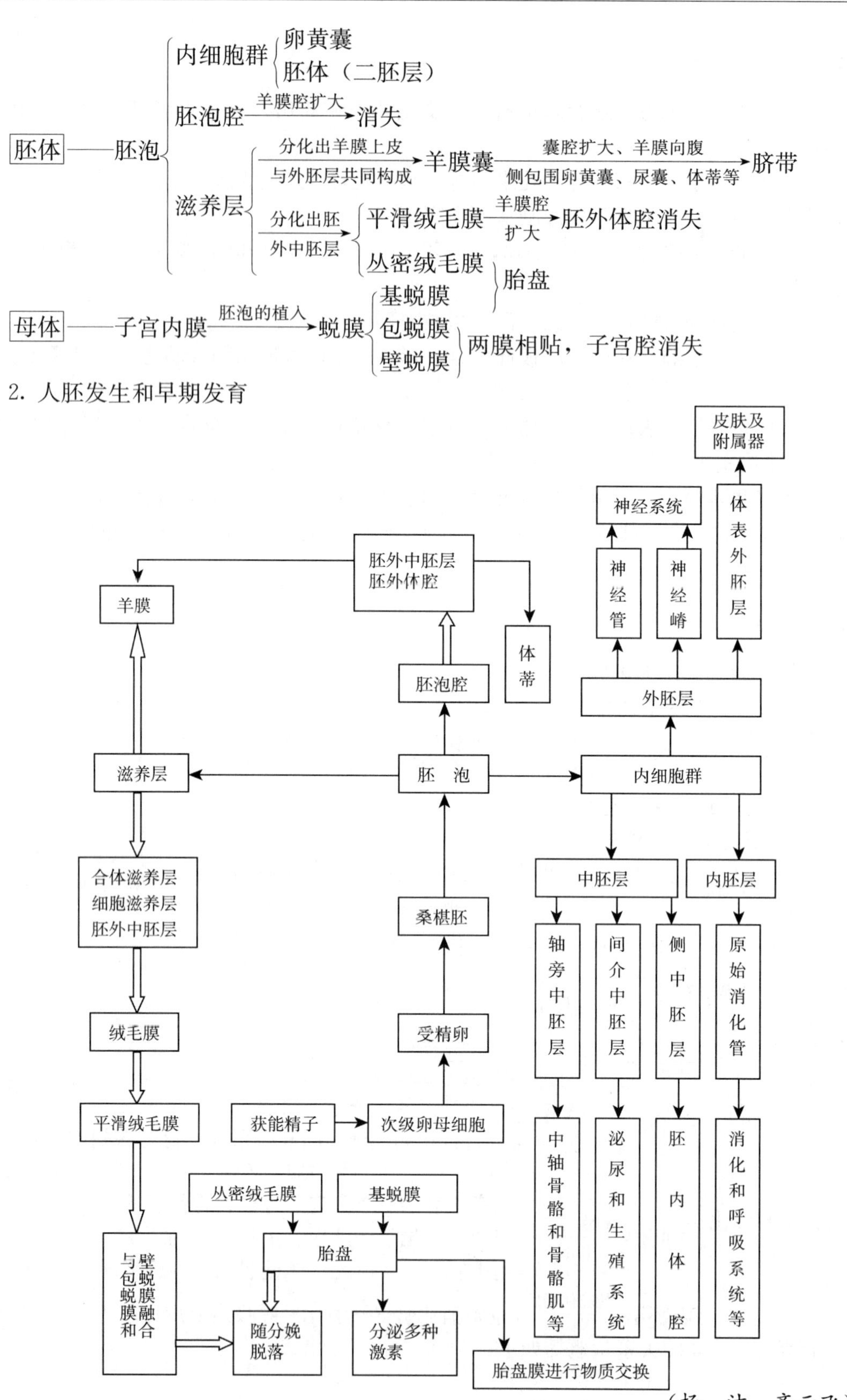

（杨 洁 齐云飞）

第十六章　颜面、消化系统和呼吸系统的发生

一、实验目的

1. 掌握鳃器、颜面的发生及与之有关的常见先天性畸形。
2. 掌握原始消化管的起源及演变。
3. 掌握消化系统的发生及与之有关的先天性畸形。
4. 熟悉呼吸系统的发生及与之有关的先天性畸形。

二、模型观察

（一）鳃器的发生

4～6周人胚模型：头部两侧有6对鳃弓，前4对明显，第5对退化消失，第6对小而不明显。鳃弓之下方凹陷为鳃沟，共5对。

（二）颜面的形成

颜面发生模型：第4周至第8周人胚头部模型6个。于心隆起处切下胚的头部。自腹面观察颜面发生的过程。

胚胎第4周，在头部两侧发生4对柱状的弓形隆起称鳃弓，其间的凹陷称为鳃沟。第1对鳃弓腹侧分叉形成上颌突及下颌突。

模型①：此时胚的颜面由5个突起组成，上方有一较大的隆突为额鼻突，两侧有1对上颌突和1对下颌突。正中被5个突起所包围的凹陷为口凹，其底为口咽膜，此时口咽膜已部分破裂。在额鼻突的下缘两侧，局部外胚层组织增生变厚，形成左、右1对鼻板，此时已凹陷为鼻窝。在下颌突的下方，依次为第2、3、4对鳃弓。

模型②～④：由于鼻窝的形成，额鼻突的下缘出现4个小突起，即两个外侧鼻突和两个内侧鼻突。此时口咽膜已完全破裂，可见口凹与鼻窝间有沟相通。在第1鳃沟两侧，第1及第2对鳃弓的组织发生隆起，成为外耳郭的始基，第3、第4对鳃弓逐渐不明显。

模型⑤⑥：此时左、右上颌突已与同侧外侧鼻突愈合，也与内侧鼻突愈合，共同形成上颌和人中。此时鳃沟多已消失，仅第1对鳃沟一部分遗留下来形成外耳道。外耳道周围逐渐有第1、第2对鳃弓参与的耳郭形成。

注意头部各隆突演变成颜面什么部位？可发生什么畸形？

（三）腭的发生与口腔、鼻腔的分隔

腭的发生与口腔、鼻腔的分隔模型：模型相当于胚胎第8周，下颌部分已切去，观察口凹内的变化。自左、右上颌突内面向原始口腔内长出了一对扁平突起称为外侧腭突，内侧鼻突自前向后也长出一小的突起称之正中腭突，三者在中线愈合，形成硬腭、软腭、悬雍垂，将原始口腔分隔成鼻腔与口腔。额鼻突在原始鼻腔内形成一垂直板称为鼻中隔，此板与外侧腭突愈合，将鼻腔分隔成左、右两个鼻腔的腔道。

（四）消化系统的发生

1. 咽的发生及咽囊的演变

（1）4周人胚纵切模型：复习原始消化管的发生和演化。

（2）4周人胚原始消化管模型：此模型已将所有外胚层和中胚层的组织除去，表示内胚层消化管演变的情况。上端大的开口与口凹外胚层相延续，此时前肠的前端背腹方位变扁，两侧变宽形成漏斗形膨大的咽，其前端较宽，后端较窄并与食管相连续。咽的两侧向外膨出，形成四对囊状突起称为咽囊。自第4对咽囊水平以下，咽尾端向腹侧面突起的盲管，即为喉气管沟。食管以下的膨大部分为胃，其下端为十二指肠，已有肝憩室、背胰、腹胰形成。从十二指肠到卵黄蒂以上的中肠将来形成空肠及回肠之一部分。从卵黄蒂以下的中肠及后肠将来形成回肠的一部分及大肠。后肠尾端的膨大部分为泄殖腔，其腹侧与尿囊相连，背外侧有中肾管通入。

（3）咽囊与鳃弓关系模型（第5周胚）：通过鳃弓垂直方向作一切面，观察咽囊与鳃弓的关系。切面腹侧为间脑和眼泡，此时口咽膜已破裂，口凹与咽肠相通。咽壁两侧的鳃弓都被切断，可见每对咽囊都和相应的鳃沟相对。鳃弓外方的外胚层与咽囊内胚层之间有中胚层组织填充（粉红色），内有弓动脉及第Ⅴ、Ⅶ、Ⅸ、Ⅹ对脑神经在这里经过。口腔底部为发生舌的部位。

（4）咽囊模型：此模型表示咽部内胚层上皮部分，外胚层和中胚层的组织都已剥去。从咽的形状分清头尾及背腹面。咽两侧的囊状膨出为咽囊。咽腹面正中部位有一个下垂的管状结构是为甲状舌管。在咽的尾端向腹面突起的盲管即为喉气管憩室。

（5）咽囊的演变

模型①：第1对咽囊向两侧延伸，第3、第4对咽囊均分出背腹两部分，参与形成甲状旁腺始基和胸腺始基。

模型②：为第8周的咽部及咽囊衍生物，说明各咽囊衍生物正向最终位置迁移之中。第1对咽囊外侧份形成鼓室，内侧份延长形成咽鼓管；第2对咽囊内侧份形成腭扁桃体的上皮和隐窝；第3对咽囊腹侧份形成胸腺始基，背侧份形成下1对甲状旁腺始基；第4对咽囊背侧份形成上1对甲状旁腺始基。甲状腺已迁移至喉腹侧，胸腺已迁移至胸腔，甲状旁腺已迁移至甲状腺的背侧。

2. 甲状腺和舌的发生

此模型表示胚胎口底壁的构造。两侧的弓形结构是鳃弓与咽囊的断面。下颌突在口腔内面形成一对隆起，称之为侧舌突。侧舌突之间中央的小隆起即为奇结节。侧舌突与奇结节生长合并形成舌体部分，此部分被覆着外胚层上皮。奇结节后方的隆起，称之为联合突，它的前部发育成舌根，后部形成会厌，表面被覆着内胚层上皮。在奇结节与联合突之间有一浅窝，为舌盲孔，是甲状腺的发生之处。

3. 食管和胃的发生

模型①：由于胃壁生长速度不等，形成胃大弯与胃小弯，胃之纵轴已发生90°旋转（最初的背、腹壁现在各转向何方?）。胃的头端连食管，尾端接十二指肠，此处向右方之小突起为胆囊，胆囊上方之小细管是肝管。胃大弯左下方之隆起为背系膜之折叠，将扩大形成网膜囊，胃小弯侧的腹系膜已被切去。

模型②③：胃之大、小弯及网膜囊更显著，网膜囊左背壁的小突起是脾。

模型④：网膜囊更扩大，为了显示肠的结构，已将其下部切除。胃的长轴由垂直方向转变为略呈水平的位置。

4. 肠的发生与扭转

模型①：肠已由 5 周时简单的直管变长，形成肠袢，袢顶部借卵黄蒂与卵黄囊相连，由卵黄蒂向头端的一段为头支，向尾端的一段即是为尾支，尾支上的囊状膨大为盲肠突。此时肠袢已发生第一次扭转，从腹面观，以肠系膜上动脉为轴作逆时针方向旋转，头支转向右侧，尾支转向左侧。

模型②：肠袢继续旋转，头支自胎儿的右侧转向左侧，尾支自胎儿的左侧转向右侧。

模型③④：盲肠突从肝下方降至右髂窝处，才形成升结肠。

5. 肝、胰的发生

此模型为一部分胃与十二指肠的横断面，黄色表示内胚层上皮部分，需将 4 个模型连贯起来观察肝憩室与胰的发生过程。首先分清模型的背腹左右方向。

模型①（约第 4 周末）：在十二指肠腹侧肝憩室已分为向头侧的肝管及向尾侧的胆囊。在肝憩室的基部有一突起为腹胰。十二指肠背侧壁上的突起为背胰。

模型②（约第 5 周）：胆囊与肝管进一步发育，背胰增大，腹胰开始转位。

模型③④（第 6 周至 6 周半）：背、腹胰已合并，腹胰形成胰头的下份，背胰形成胰头的上份和胰体与胰尾。腹胰和背胰的导管也彼此连接，腹胰导管与背胰导管的远侧段连接成为胰腺的主导管，背胰导管的近侧段或退化消失或形成副胰导管，开口于十二指肠副乳头。

胰腺发生过程中，部分内胚层细胞脱离细胞索，在腺泡之间分化形成许多胰岛。

（五）呼吸系统的发生

第 4～6 周人胚模型：第 4 周，原始咽的底壁正中有一突起为喉气管憩室（黄色）。第 6 周，喉气管憩室末端分为左、右肺芽。取下气管及肺芽的腹侧半，可见气管由内胚层来的上皮（黄色）和外周的间充质（粉红色）组成。第 8 周时，左肺芽分为两支，右肺芽分为三支。

三、畸形观察

1. 唇裂　上颌突与同侧内侧鼻突未融合所致。

2. 腭裂　两外侧腭突未融合所致。

3. 面斜裂　上颌突与同侧外侧鼻突未融合所致。

4. 独眼管状鼻　鼻的先天性发育异常，常与独眼畸形并存。发病原因不明，有人认为系第 13 对染色体三体畸变，为少见的面部畸形。

5. 腹裂　在胚胎发育早期，胚体两侧腹壁在腹侧正中线处没完全封闭，肝肠等内脏因而露出体外。

6. 膈疝　由于膈肌发育不全，形成缺口，腹腔内脏（肠、肝等）由此疝孔突向胸腔，压迫心肺。

四、小结

1. 颜面的发生和演变

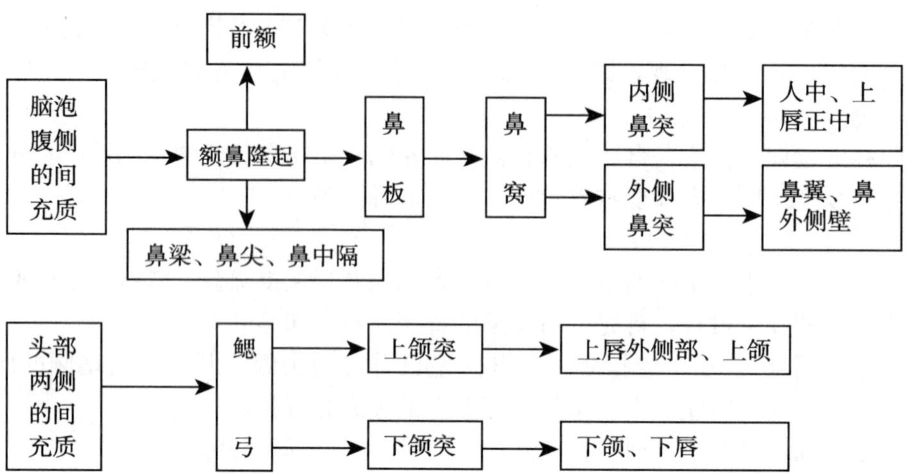

2. 原始消化管的形成和演变

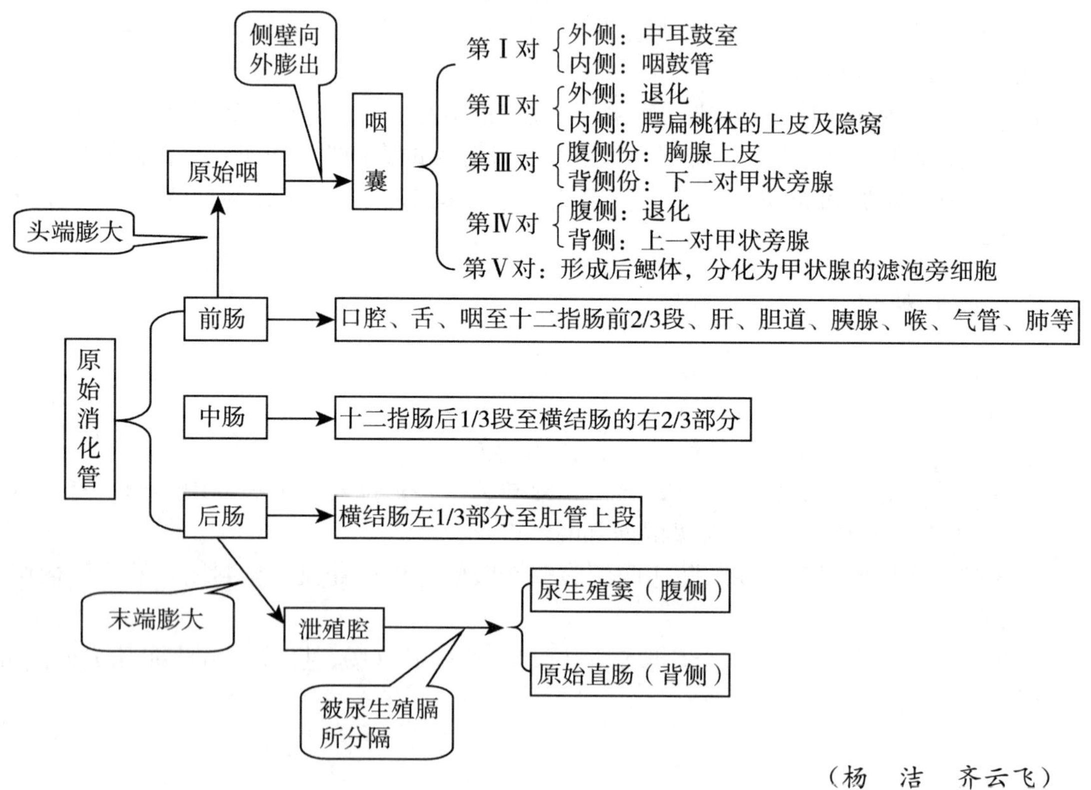

（杨　洁　齐云飞）

第十七章　泌尿系统和生殖系统的发生

一、实验目的

1. 掌握后肾的发生及泄殖腔的分隔。
2. 掌握生殖腺的发生及生殖管道的演变。

二、观察模型

（一）泌尿系统的发生

1. 肾和输尿管的发生

模型（第 4、6、8 周）：由背面向腹面依次为脊髓、脊索、背主动脉和后主静脉。在其两侧有由背侧体壁突向腹腔中的两条纵行隆起，即尿生殖嵴（urogenital ridge）。在其横切面上，第 7～14 对体节平面，中肾嵴可见数条横行的细胞索为前肾小管（绿色），其外侧端连接成一条纵管为前肾管（绿色）。前肾小管的尾侧可见弯曲的中肾小管（绿色），一端为肾小囊，另一端通入中肾管（吴夫管，Wolffian duct）。中肾管自尿生殖嵴背外侧向下通入泄殖腔（cloaca）。在通入泄殖腔前，中肾管的背外侧壁突出形成输尿管芽。输尿管芽与包绕其顶端的生后肾组织，共同组成后肾（metanephros）。后肾的发生位置很低，后肾形成（褐色）之后才从盆腔升入腹腔。肾上方可见较大的肾上腺。

2. 膀胱和尿道的发生

模型（第 6、8、12、14 周）：泄殖腔是后肠（黄色）末端的膨大部分，以泄殖腔膜与外界相隔。第 6 周时，泄殖腔被尿直肠隔分为背侧的直肠和腹侧的尿生殖窦。尿生殖窦上段形成膀胱（黄色），其顶端与尿囊相连；中段于男性参与形成尿道前列腺部及膜部，于女性则形成尿道全部；下段（黄色）于男性形成尿道海绵体部，于女性则扩大形成阴道前庭。

（二）生殖系统的发生

1. 睾丸和卵巢的发生

（1）未分化性腺的发生

模型①（第 6 周）：尿生殖嵴内侧表面腹膜上皮增厚隆突而形成生殖腺嵴（红色）。

模型②（第 8 周）：生殖腺嵴增大分化形成尚未发生性分化的生殖腺（红色）。

（2）睾丸和卵巢的发生：模型（第 14 周）：中肾大部分已退化，其尾端及生殖腺附近可见一条引带（淡褐色）。取下左侧中肾及生殖腺的腹侧半，可见初级性索（将分化为睾丸）。生殖腺已分化为睾丸，可见由初级性索（红色）分化成的生精小管、直精小管及睾丸网。睾丸下端有引带（褐色）附着。取下右侧中肾及生殖腺的腹侧半，可见多数细胞团，生殖腺已分化为卵巢，可见原始卵泡。

（3）睾丸下降：取下外生殖器，左侧阴囊中可见睾丸引带（褐色）。在右侧阴囊中睾丸引带已缩短，睾丸已下降到阴囊中。（思考：睾丸何时下降？）

2. 生殖管道的发生与演化

（1）未分化期：模型（第 6 周）：中肾管（绿色）下行开口于膀胱三角（蓝色）。中肾旁管（又称米勒管）（红色）已形成，其头端开口于腹膜腔，并在外侧与中肾管平行，中段弯向内侧，下段左右合并融合，其末端突向尿生殖窦背侧壁，形成窦结节。

（2）男性生殖管道的分化：模型（第12周）：保留的中肾小管形成输出小管，中肾管的头端形成附睾管，中段形成输精管（绿色），尾段形成精囊和射精管（绿色）。残存的中肾旁管形成睾丸附件（红色）。

（3）女性生殖管道的分化：模型（第14周）：中肾旁管（红色）的上段和中段形成输卵管，下段形成子宫、子宫颈及阴道穹部。窦结节形成阴道，卵巢下端有引带附着。残存的中肾管和中肾小管形成卵巢附件。

3. 外生殖器的发生

（1）未分化期：模型（第6周），为性未分化期。请在模型上识别以下结构：

1）生殖结节：位于脐与尾之间的一个圆锥形隆起。

2）尿生殖沟：位于生殖结节基部的一个纵行凹陷。

3）尿生殖褶：尿生殖沟两侧的一对纵行隆起。

4）阴唇阴囊隆起：位于尿生殖褶外侧的一对纵行隆起。

注意：在性分化期，上述结构各分化成男性和女性外生殖器的何种结构?

（2）男性外生殖器的分化：模型（第14周男胎），可见生殖结节分化形成的阴茎，左右尿生殖褶愈合参与尿道海绵体部的形成，尿生殖沟被包埋入尿道海绵体内形成尿道，阴唇阴囊隆起，左右合并分化为阴囊。

（3）女性外生殖器的分化：模型（第14周女胎），女性的生殖结节发育为阴蒂，尿生殖褶分化为小阴唇，阴唇阴囊隆起形成大阴唇。

三、小结

生殖系统胚胎发生示意图

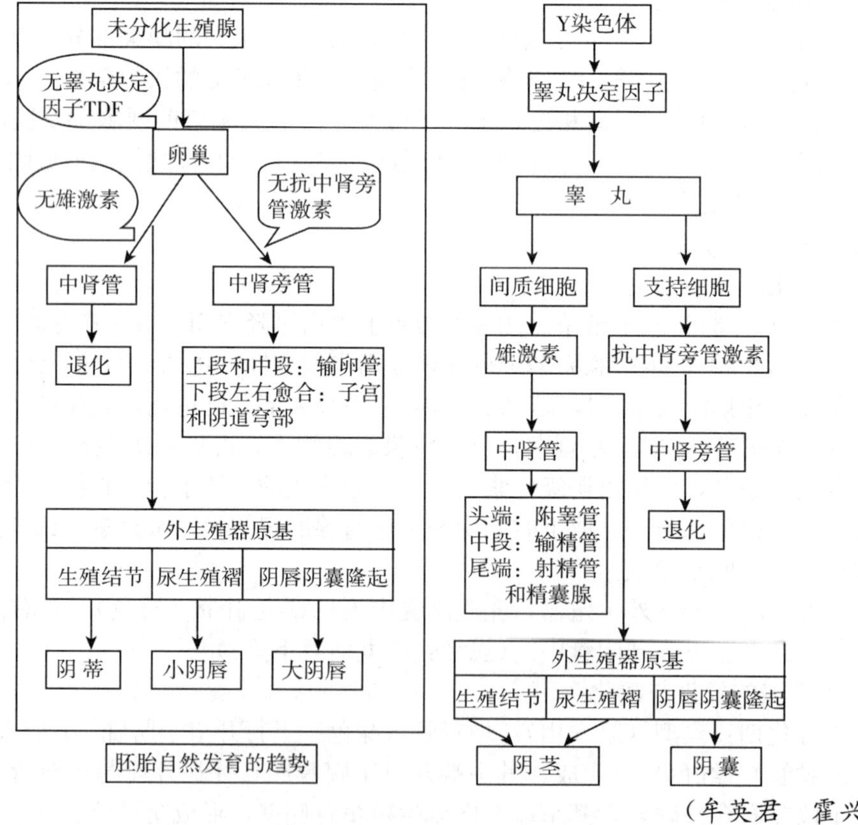

（牟英君　霍兴华）

第十八章　心血管系统的发生

一、实验目的

1. 掌握心脏内部分隔及与之有关的先天性畸形。
2. 掌握胎儿血液循环及出生后的变化。
3. 了解原始心血管系统的建立。
4. 了解原始心脏的形成和心脏外形的演变。

二、模型观察

（一）原始心血管系统的建立

1. 原始血管模型①②

为原始血管发生的两个时期，从模型上顺序分辨 10 对原始血管：①1 对心管；②1 对腹主动脉；③6 对先后发生的弓动脉；④1 对背主动脉；⑤数对卵黄动脉；⑥1 对脐动脉；⑦1 对脐静脉；⑧1 对卵黄静脉；⑨1 对前主静脉；⑩1 对后主静脉。注意联系血液流动方向及血管连接关系。

2. 胚胎第 4 周原始血管模型

胚呈圆柱形且将胚右侧表面体壁外胚层剥去。观察各对原始血管在胚内的位置以及与其他器官的位置关系。

（二）心脏的发生

1. 心管合并模型①②

为胚体头部之腹面观，头部之外胚层已全部剥去，围心腔之腹侧壁已被切去，显露出围心腔内之原始心管，其管壁由内、外两层构成，内层形成心内膜，外层形成心肌膜和心外膜。模型①左、右心管相遇，心内膜尚未融合。模型②已显示出心球、心室、心房。两侧心球、心室已互相合并，心内膜已融合。心房尚未完全合并。

2. 心脏外形演变模型

为自围心腔内取出的心管模型，先认清模型之头尾、背腹面，然后自腹面观察。

模型①②：心球与心室间形成弯曲，突向右侧，心管渐弯曲成“S”形，随着心管的继续生长，心房转向背侧，心室转向腹侧。

模型③：心房向背侧头侧生长，心室向腹侧尾侧生长，心球则位于心房腹面，心房背面有食管，因背腹两侧均受限制，心房只能向左右两侧扩大，在心球两侧形成两个囊状的心房。

3. 心脏内部分隔模型

分别为第 5 周、第 6 周、第 7 周和出生前 4 个时期的模型。注意头尾、背腹位置关系，全套模型大部分切去心脏的腹侧半，由腹面观察：

模型①（第 5 周）：心房内第一房间隔已出现，正在向房室管口方向生长中，下缘尚未融合，是为第一房间孔。在心房右侧，静脉窦（蓝色）入口处的皱褶为静脉窦瓣膜。在房室管处内膜组织增厚（红色）形成心内膜垫。心室底壁室间隔开始出现，心房背面有静脉窦，左角已开始萎缩。

模型②（第 6 周）：只切去心房的腹侧半，先观察心脏背侧半。心房内第一房间隔已与互相融合的背腹心内膜垫融合，第一房间孔关闭，在第一房间隔上部又形成第二房间孔。第一房间隔稍右侧的心房顶端腹侧壁上，形成一新月形的第二房间隔，其下缘形成卵圆孔（foramen ovale）。心室内有室间隔肌部形成，隔的上缘存在室间孔，心室腹侧半上部有心球的切面，可见有心球嵴形成。

模型③（第 7 周）：将心脏切成三个部分。

先观察心脏背侧半。心房内卵圆孔已形成，位于第二房间孔的下方，两孔交错，致使第一房间隔覆盖在卵圆孔上，成为卵圆孔瓣。右心房的蓝色部分表示右角静脉窦并入右心房。将心脏腹侧半与心脏背侧半合拢，自右侧观察室间隔，可见室间孔即将封闭，左、右心球嵴与心内膜垫融合，形成室间隔膜部。心球腹侧被切下一部分，可见螺旋形的心球嵴和动脉干嵴使肺动脉干与主动脉干相互分离螺旋盘绕，注意两条大血管与心室的连接关系。背侧静脉窦左角已萎缩，右角并入右心房，上、下腔静脉直接通入右心房，而肺静脉通入左心房。

模型④：此时心脏已发育完善，心房已分隔完全。注意心房内两个房间隔形成后，能否完全分隔？胚胎期左、右两心房间血流关系如何？心房最易发生何种畸形？

三、畸形观察

1. 心脏外翻　由于胸壁未融合造成。
2. 无心胎　心脏原发性不发育，只发生在多胎妊娠。
3. 室间隔缺损　由于室间隔肌部、心内膜垫、心球嵴三个部分未融合所致。

四、小结

胎儿血液循环的径路

上腔静脉 ← 头颈上肢
胎盘 → 脐静脉 → 静脉导管 → 下腔静脉 → 右心房 → 左心房
门静脉 → 肝 → 肝静脉
右心室　肺静脉　左心室
胃肠脾胰　肝动脉　肺动脉 → 肺　升主动脉
躯干盆腔下肢
动脉导管
腹腔脏器
脐动脉 ← 髂内动脉 ← 降主动脉 ← 主动脉弓

（牟英君　霍兴华）